# 202

Anaesthesiologie und Intensivmedizin
Anaesthesiology
and Intensive Care Medicine

vormals „Anaesthesiologie und Wiederbelebung"
begründet von R. Frey, F. Kern und O. Mayrhofer

*Herausgeber:*

H. Bergmann · Linz (Schriftleiter)
J. B. Brückner · Berlin   M. Gemperle · Genève
W. F. Henschel · Bremen   O. Mayrhofer · Wien
K. Meßmer · Heidelberg   K. Peter · München

J. Schüttler

# Pharmakokinetik und -dynamik des intravenösen Anaesthetikums Propofol (Disoprivan®)

Grundlagen für eine optimierte Dosierung

Mit 29 Abbildungen und 15 Tabellen

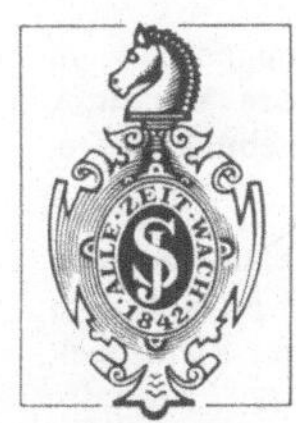

Springer-Verlag Berlin Heidelberg New York
London Paris Tokyo Hong Kong Barcelona

*Priv.-Doz. Dr. med. Jürgen Schüttler*
Institut für Anästhesiologie der Universität Bonn
Sigmund-Freud-Straße 25, 5300 Bonn 1

ISBN-13: 978-3-540-52463-2      e-ISBN-13: 978-3-642-46706-6
DOI: 10.1007/978-3-642-46706-6

CIP-Titelaufnahme der Deutschen Bibliothek
Schüttler, Jürgen: Pharmakokinetik und -dynamik des intravenösen Anaesthetikums
Propofol (Disoprivan): Grundlagen für eine optimierte Dosierung / J.Schüttler. –
Berlin; Heidelberg; New York; London; Paris; Tokyo; Hong Kong; Barcelona:
Springer, 1990
(Anaesthesiologie und Intensivmedizin; 202)

NE: GT



2119/3140-543210 – Gedruckt auf säurefreiem Papier

*Für Margrit, Markus und Christina*

# Inhaltsverzeichnis

# 1 Einleitung

Unter den heuristischen Prinzipien der allgemeinen Pharmakologie nimmt die Erstellung von Dosis-Wirkungs-Kurven von jeher eine zentrale Stellung ein. Dieses Verfahren erlaubt, über die Methoden der rein deskriptiven Empirie hinausgehend, eine quantitative Bestimmung der durch das Pharmakon ausgeübten Wirkungen.

Die durch Dosis-Wirkungs-Kurven erhaltenen Erkenntnisse bilden für jedes Pharmakon eine charakteristische Funktion, die ihrerseits wieder zur Entwicklung weiterer Größen, wie z. B. der therapeutischen Breite oder dem therapeutischen Index führen kann. Ein Vergleich der Dosis-Wirkungs-Kurven verschiedener Substanzen einer Medikamentenklasse ermöglicht die Zuordnung von quantifizierenden Wertigkeiten in Form der sog. pharmakologischen Potenz.

Bei der Weiterentwicklung des Dosis-Wirkungs-Konzeptes von dem rein mengenmäßigen Zusammenhang zwischen Dosis und resultierendem pharmakologischem Effekt in einen Ansatz, bei dem die Konzentration des Pharmakons als Bezugsgröße zu betrachten ist, können zunächst zwei Möglichkeiten genutzt werden. Entweder werden wechselnde Konzentrationen eines Medikaments in den benutzten Perfusionsmedien bei isolierten Organversuchen erzeugt, oder es werden bei Rezeptorbindungsstudien unterschiedliche Konzentrationen in den verwendeten Suspensionslösungen eingestellt.

Aus dem Bestreben, die Ebene der isolierten, mechanistischen Betrachtungsweise der meist auf Tierversuche beschränkten Organperfusions- und Rezeptorbindungsstudien zu verlassen, entwickelte sich in den letzten 3 Jahrzehnten die klinische Pharmakologie. Diese sich verselbständigende Arbeitsrichtung konzentriert sich primär auf die 2 folgenden Abläufe:

1) Einflüsse des Pharmakons auf den Organismus (Pharmakodynamik),
2) Einflüsse des Organismus auf das Pharmakon (Pharmakokinetik).

Die Kombination aus Pharmakodynamik und Pharmakokinetik [18] erlaubt die Entwicklung eines vereinfachenden Konzepts zur Darstellung des recht komplexen Zusammenhangs zwischen der Applikation eines Medikaments und der zeitlichen Entfaltung seiner Wirkungsintensitäten. Der nichtlineare Zusammenhang zwischen der applizierten Dosis und dem resultierenden Effekt wird in drei Prozesse unterteilt (Abb. 1):

Die *Pharmakokinetik* beschreibt den zeitabhängigen Verlauf der Pharmakonkonzentrationen im Organismus und ist für die meisten Pharmaka linear.

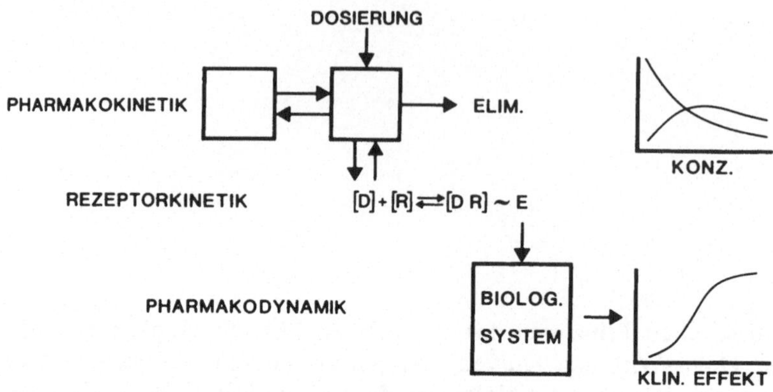


**Abb. 1.** Konzeptioneller Zusammenhang zwischen der Applikation eines Pharmakons und seiner klinischen Wirkung unter Einbeziehung der Begriffe Pharmakokinetik, Rezeptorkinetik und Pharmakodynamik. (Mod. nach Tognoni [97])

Die *Pharmakodynamik* setzt die Wirkung in Beziehung zur Konzentration. Sie wird als zeitunabhängig betrachtet, beinhaltet aber die gesamte Nichtlinearität der Dosis-Wirkungs-Beziehung.

Als verknüpfendes Element dient die *Rezeptorkinetik,* die durch Assoziations- und Dissoziationsvorgänge bestimmt wird und Effekte auf molekularer oder zellulärer Ebene auslöst. Die Rezeptorkinetik kann im intakten Organismus nicht bestimmt werden. Sie kann aber aufgrund ihrer meist schnellen Zeitkonstanten für Assoziations- und Dissoziationsvorgänge durch Pharmakokinetik und -dynamik integrativ erfaßt werden.

Betrachtet man die Anästhesie unter dem Gesichtspunkt der angewandten Pharmakologie, so besteht das therapeutische Ziel einer Narkose darin, einen Zustand optimaler Harmonie zwischen den vier Einzelkomponenten Analgesie, hypnotischem Effekt, vegetativer Dämpfung und Muskelerschlaffung herbeizuführen.

Dies kann entweder durch die Anwendung eines generalisiert wirkenden Pharmakons beispielsweise aus der Gruppe der Inhalationsanästhetika erreicht werden oder aber durch die Kombination verschiedener intravenös zu verabreichender Medikamente, die selektiv die einzelnen Komponenten des therapeutischen Zieles beeinflussen. Mit der ersten Methode hat man nur in sehr begrenztem Umfang die Möglichkeit, die Einzelkomponenten der angestrebten Wirkungskombination gezielt zu beeinflussen. Das Verfahren der sog. Kombinationsanästhesie räumt dem Anästhesisten dagegen einen beachtlichen Freiheitsgrad bei der Steuerung einzelner therapeutischer Effekte ein, stellt ihn aber auf der anderen Seite vor die anspruchsvolle Aufgabe, aus der Unzahl möglicher Kombinationen und Dosierungen das Optimum herauszufinden.

Eine Grundvoraussetzung für die erfolgreiche Erfüllung dieses Unterfangens besteht in der Notwendigkeit, den jeweils gewünschten Effekt quantitativ zu erfassen. Dies ist im klinischen Bereich für das Ziel der vegetativen Dämpfung durch ein standardmäßig betriebenes hämodynamisches Monitoring ohne Probleme möglich. Darüber hinaus kann auf wissenschaftlicher Ebene durch die Erfassung von Anästhetikawirkungen auf die Sekretion von sog. Stresshormonen ein weiterführendes quantifizierendes Kriterium in diesen Bereich eingebracht werden [29, 54, 63].

Die Meßmethoden zur Erfassung der neuromuskulären Blockade können zum heutigen Zeitpunkt als ausgereift betrachtet werden [33, 49] und kommen in der klinischen Praxis standardmäßig als Entscheidungshilfe bei der Dosierung nichtdepolarisierender Muskelrelaxanzien zur Anwendung.

Für die Beurteilung der hypnotischen Wirkung bietet sich die Auswertung des Elektroenzephalogramms (EEG) an. Obwohl diese Möglichkeit im Prinzip schon früh erkannt wurde [7], hat sie erst in den letzten Jahren aufgrund technischer Fortschritte zunehmend an Bedeutung gewonnen. Ein limitierender Faktor besteht jedoch darin, aus der komplexen Informationsvielfalt, die das EEG bietet, einen für die Messung von Anästhetikawirkungen brauchbaren Parameter zu extrahieren [77, 94].

Für den Bereich der Nozizeption scheint eine exakte quantitative Erfassung des direkten pharmakologischen Effektes im klinischen Bereich nahezu unmöglich und wird allenfalls indirekt über Methoden der EEG-Auswertung in Form der evozierten Potentiale angestrebt [12].

In dieser Arbeit wird der Versuch unternommen, das neue intravenöse Anästhetikum Propofol (Disoprivan) durch pharmakokinetisch/-dynamische Modellbildung in seiner spezifischen Wirkung auf das zentrale Nervensystem quantifizierend zu erfassen. Es soll eine Modellbildung erfolgen, die den zeitlichen Verlauf der Wirkung in Abhängigkeit von den Pharmakonkonzentrationen im Blut unter verschiedenen Dosierungsformen in ihrem nichtlinearen Zusammenhang beschreiben kann.

Mit diesem Konzept soll die Grundlage für eine optimierte Anwendung von Propofol im Rahmen der intravenösen Anästhesie geschaffen werden.

Anders als bisher üblich, soll von vorneherein die klinische Einführung eines neuen Pharmakons auf rationaler Ebene erfolgen, die durch pharmakokinetische Modelle und pharmakodynamische Daten gebildet wird. Dadurch soll ein auf Empirie beruhendes „trial-and-error"-Verfahren bei der Entwicklung von klinischen Dosierungsvorstellungen vermieden werden.

# 2 Methodik und Konzeption

## 2.1 Probanden und Patienten

Die Untersuchungen wurden an freiwilligen Versuchspersonen und an Patienten durchgeführt. Die Probanden waren aufgrund der Anamnese, des klinischen Untersuchungsbefunds und der vorher kontrollierten laborchemischen Parameter als gesund zu bezeichnen. Die Patienten mußten sich elektiven allgemeinchirurgischen Operationen unterziehen und waren den ASA-Risikogruppen 1 und 2 zuzuordnen. Alle untersuchten Personen hatten nach ausführlicher Aufklärung über Sinn und Zweck der jeweiligen Studie ihr schriftliches Einverständnis zu der Versuchsdurchführung – in Übereinstimmung mit den Deklarationen von Helsinki und Tokio, in der aktualisierten Form von Venedig – gegeben. Die Ethikkommission der Medizinischen Fakultät der Rheinischen Friedrich-Wilhelms-Universität Bonn hatte der Durchführung der Studien zugestimmt.

## 2.2 Analytische Methoden

### 2.2.1 Propofol

Die Blutspiegel von Propofol (Disoprivan®, ICI Pharma) wurden durch eine hochdruckflüssigkeitschromatographische (HPLC) Methode mittels fluorimetrischer Detektion bestimmt. Die 1981 von Adam et al. publizierte [1, 2] Methode wurde in modifizierter Form angewandt.

Es wurde 1 ml Blut mit 1 µg Thymol als interner Standard versetzt. Nach Zugabe von 1 ml 0,1 m $KH_2PO_4$ wurde für 20 min mit 5 ml Cyclohexan auf dem Rotationsmischer extrahiert. Nach Phasenseparation durch Zentrifugation wurden 4,5 ml der organischen Phase mit 0,05 ml einer 0,2 ml Tetramethylammoniumhydroxidlösung (1,5 ml 25% methanolische Lösung ex Fluka ad 20 ml absolutem Ethanol) versetzt. Das nunmehr basische Cyclohexan wurde sodann bei Raumtemperatur unter Stickstoff zur Trockene eingedampft. Die Wiederfindungsrate dieses Verfahrens betrug nahezu 100%.

Zur Injektion wurde der Rückstand des organischen Extrakts in 250 µl der mobilen Phase des HPLC-Systems aufgenommen und ein Volumen von 50–100 µl eingespritzt. Als mobile Phase diente eine Mischung aus Acetonitril:$H_2O$:$H_3PO_4$(85%) im Verhältnis von 60:40:0,2. Die Flußrate lag bei 1,5 ml/min. Die Trennung erfolgte auf einer 10 cm langen Stahlsäule (ID 5 mm), die mit Hypersil ODS (3 µm) gepackt war. Die HPLC-Pumpe (Waters, Modell 6000A) baute unter diesen Bedingungen einen Druck von ca. 1500 PSI auf. Die Injektionen erfolgten mit einem automatischen Probeninjektionssystem (Waters, WISP 710B). Die Exzitationswellenlänge des Fluorimeters (Kontron, SFM 23) lag bei 276 nm, und die Emissionswellenlänge lag bei 310 nm. Das Detektorsignal wurde über einen Integrator (Spectra Physics, SP 4270) ausgewertet. Zur Detektion von Propofol wurde ebenfalls ein elektrochemischer Detektor (ESA Colouchem 5100, Biotronik) verwendet, der mit einer Oxidationsspannung von + 0,35 V betrieben wurde.

Zur Berechnung der Probenkonzentration wurden Eichkurven von 0,005 bis 10 µg/ml Propofol unter Verwendung der Peakflächenverhältnisse aufgestellt. Die Eichkurven waren in diesem Bereich linear. Die Empfindlichkeit der Methode lag bei 1 ng/ml Blut. Die Reproduzierbarkeit wies einen Variationskoeffizienten von 4,4% auf.

### 2.2.2 Alfentanil

Die Konzentration von Alfentanil (Rapifen, Janssen) im Plasma wurde mittels eines Radioimmunoassays nach Michiels et al. [48] bestimmt. Diese Methode wurde modifiziert und ist an anderer Stelle ausführlich beschrieben [64].

Bei den Untersuchungen zur totalen intravenösen Anästhesie erfolgte nach Teilung der Vollblutproben eine Zentrifugation bei 2500 g. Das gewonnene Plasma wurde bei − 20°C bis zur weiteren Aufarbeitung eingefroren. Mit dem Leerplasma eines jeden Patienten wurden Eichkurven erstellt, die den Konzentrationsbereich von 2–800 ng/ml Alfentanil abdeckten. Die Reproduzierbarkeit der Methode lag im Mittel bei 5,0% (n = 30 bei 3 Konzentrationen).

## 2.3 Physiologische Methoden

### 2.3.1 Erfassung klinischer Parameter bei Probanden

Zur Überwachung der Vitalparameter wurde ein kontinuierliches Elektrokardiogramm (Tektronix) abgeleitet. Der Blutdruck wurde mit einem automatischen Blutdruckmonitor (Dinamap 845, Critikon) nichtinvasiv gemessen. Systolischer, diastolischer und arterieller Mitteldruck sowie die Pulsfrequenz wurden mit einem Drucker alle 3 min (Dinamap 850, Critikon) registriert. Weiterhin wurde ein Elektroenzephalogramm (EEG) mit 4 Kanälen abgeleitet. Die Kontrolle der respiratorischen Funktion erfolgte durch engmaschiges Auszählen der Atemfrequenz. Zusätzlich erfolgten bei jedem Untersuchungszyklus mehrere arterielle Blutgasanalysen (BMS SMK 2, Radiometer Copenhagen). Alle Probanden erhielten während der Untersuchungen 3–4 l/min Sauerstoff über eine Nasensonde.

Folgende klinisch, anästhesiologisch relevanten Parameter wurden zur Beurteilung der Pharmakonwirkung überprüft:

1) offensichtlicher Schlaf, aus dem der Proband durch lautes Anrufen geweckt werden konnte, beurteilt durch den Untersucher;
2) Reaktionslosigkeit, definiert als fehlende Reaktion auf verbale Kommandos mit einer Lautstärke von 52–55 dB. Diese Kommandos („Öffnen Sie die Augen!" „Strecken Sie die Zunge heraus!") wurden erteilt, nachdem zuvor durch sehr lautes Anrufen von 82–87 dB versucht wurde, eine Aufwachreaktion herbeizuführen;
3) Verlust und Wiederauftreten des Lidreflexes;
4) Verlust und Wiederauftreten des Kornealreflexes;
5) Auftreten und Verschwinden von Burst-suppression-Mustern im EEG;
6) volle Orientierung bezüglich Person, Ort und Zeit.


## 2.3.2  *Erfassung klinischer Parameter bei Patienten*

Zur Überwachung der Vitalparameter wurde ein kontinuierliches Elektrokardiogramm (Honywell) abgeleitet. Der Blutdruck wurde mit einem automatischen Blutdruckmonitor (Dinamap 845, Critikon) nichtinvasiv gemessen. Systolischer, diastolischer, und mittlerer arterieller Blutdruck sowie die Pulsfrequenz wurden mit einem Drucker während Narkoseeinleitung jede min. und intraoperativ alle 3 min (Dinamap 850, Critikon) registriert. Die Kontrolle des endexspiratorischen $pCO_2$ erfolgte durch ein Kapnometer (Hewlett Packard).

Folgende klinisch, anästhesiologisch relevante Parameter wurden zur Beurteilung der Pharmakonwirkung in der Einleitungs- bzw. Ausleitungsphase der Narkose überprüft:

1) Reaktionslosigkeit bzw. Reaktion auf laute verbale Kommandos
   („Öffnen Sie die Augen!" „Strecken Sie die Zunge heraus!");
2) Orientierung bezüglich Person, Ort und Zeit.

Weiterhin wurde auf Nebenwirkungen wie Injektionsmißempfindungen, Übelkeit, Erbrechen und Exzitationsphänomene während der Narkoseeinleitung und der postoperativen Phase geachtet.


## 2.3.3  *Elektroenzephalographische Datenerfassung und -auswertung*

Da die durch den Einfluß von hypnotisch wirkenden Anästhetika hervorgerufenen elektrischen Vorgänge über dem gesamten Kortex ähnlich auftreten [19, 46] ist der Informationsgehalt aus der Ableitung von 4 EEG-Kanälen für die weitere Analyse hinreichend. Als Ableitungsposition wurden die Orte $C_z$–$O_i$ und $C_z$–$F_i$, i = 1,2 nach dem 10/20-System von Jasper [35] gewählt.

Die abgeleiteten Spannungen wurden von einem 8-Kanal-EEG-Gerät (Siemens Mingograph Junior) verstärkt und registriert. Als EEG-Filtereinstellungen wurden 70 Hz und eine Zeitkonstante von 0,3 s gewählt. Dies bedeutet, daß Signalanteile kleiner als 0,53 Hz und größer als 70 Hz um mehr als 30% abgeschwächt werden. Es wurde somit ein linearer Frequenzgang für den Bereich von 0,5–70 Hz ermöglicht.

Die Signale des EEG-Gerätes wurden zur späteren Auswertung (off-line) von einem Analogmagnetbandgerät (Ampex PR 2000, Racal Store DS7) mit einer Geschwindigkeit von 15/16 inch min$^{-1}$ aufgezeichnet. Zur Kontrolle einer korrekten Aufzeichnung der EEG-Daten wurde ein Kanal über Hinterbandkontrolle auf das EEG-Registriergerät überspielt.

Die Aufzeichnungen des Bandgeräts wurden einem Signalanalysator (Plurimat PS 300, Intertechnique) zugeführt. Es erfolgte eine Analog-Digital-Wandlung mit einer Auflösung von 12 bit und einer Abtastrate von 125 Hz. So wurden die Amplitudenwerte der kontinuierlichen Spannungsschwankungen alle 8 ms bestimmt, so daß nach Nyquist Frequenzen bis zu 62,5 Hz ($f_{max} = t_{1/2}$) erfaßt wurden. Das EEG wurde in Epochen von 8,192 s zerlegt (8 ms · 1024). Für jede Epoche wurde eine visuelle Artefakterkennung durchgeführt, durch die hauptsächlich niederamplitudige, niederfrequente Artefakte während der Wachphasen erkannt wurden. Solche artefaktbehafteten Blöcke wurden durch das vorhergehende artefaktbereinigte Stück ersetzt; der Prozentsatz der ersetzten EEG-Stücke lag im Mittel bei 5% und betrug nie mehr als 10%.

Burst-suppression-Perioden wurden während der Untersuchung visuell detektiert. Off-line wurden sie durch einen Mustererkennungsalgorithmus, der im Prinzip auf der lokalen Varianz des EEG beruht, als Prozentsatz der Epochenlänge dargestellt. Bei der pharmakodynamischen Modellbildung wurden EEG-Epochen, in denen Burst-suppression-Perioden auftraten, nicht berücksichtigt, da sie die der Spektralanalyse unterliegende Annahme der Stationarität des EG-Signals verletzen.

Aus den artefaktbereinigten EEG-Epochen wurde mittels des Cooley-Tuckey-Algorithmus [13] das Powerspektrum bestimmt. Dabei wird der Frequenzbereich zwischen 0,5 und 32 Hz als Funktion der Leistung dargestellt, wobei das Integral unter jeder Kurve auf 1 normiert wird, um somit auch die Verteilung der relativ geringen Leistung in den Wachphasen beurteilen zu können. Diese würden bei Darstellung der Absolutbeträge nur sehr gering gegenüber der EEG-Intensität beim Einsetzen der Pharmakonwirkung abgebildet werden. Mit Hilfe eines Interactive-digital-Plotters (Tektronix) wurden die relativen Powerspektren zwischen 0,5 und 30 Hz dreidimensional in Frequenz (x-Achse), Leistung (y-Achse) und Zeit (z-Achse) dargestellt, wobei 10 Kurvenzüge zusammengefaßt wurden, so daß der gesamte Frequenzbereich mit einer Auflösung von 1 Kurve/1,365 min repräsentiert ist. Das so erstellte Spektrum kann bezogen auf die EEG-Aktivität als Synopsis des gesamten Versuchsablaufs betrachtet werden und ermöglicht einen „Einblick" in die Verschiebung der EEG-Intensität (power) in den einzelnen Frequenzbändern.

Als monoparametrische Darstellung der komplexen im EG enthaltenen Information wurde der Median der EEG-Frequenzverteilung gewählt [77, 94]. Dabei wurde für jede EEG-Epoche die Frequenz berechnet, die dem Wert 0,5 der Verteilungsfunktion eines auf 1 integrierten Powerspektrums von 0,5 bis 32 Hz entspricht. Der Median ist eichungsunabhängig, seine Einheit ist Hz.

Der methodische Weg der EEG-Datengewinnung und -auswertung ist anhand von Abb. 2 eingebettet in den Gesamtversuchsaufbau dargestellt.

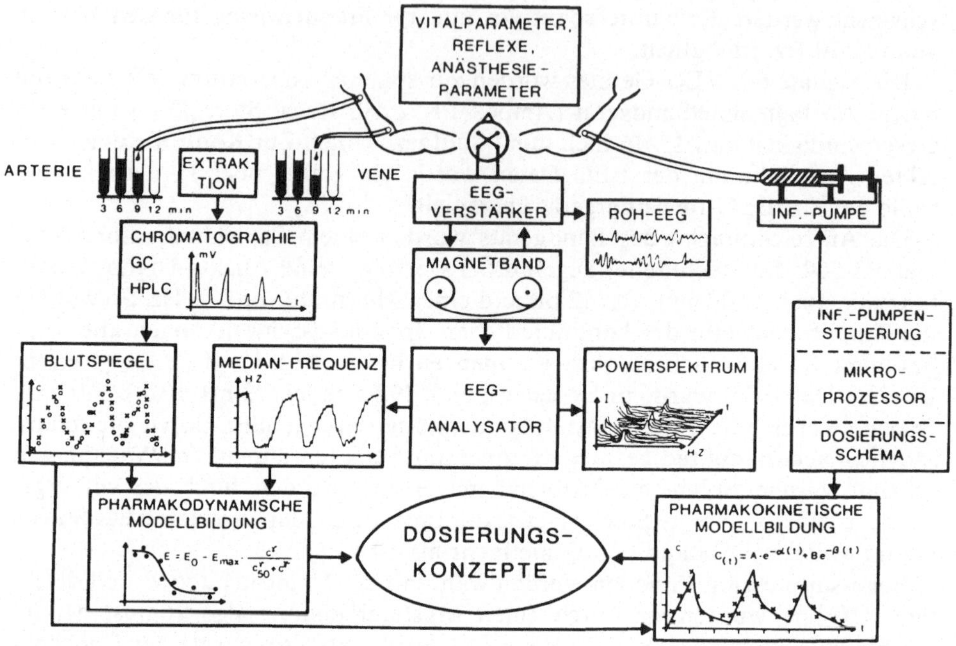



**Abb. 2.** Blockdiagramm des experimentellen Ansatzes der Probandenuntersuchungen mit sämtlichen methodischen Komponenten

## 2.4 Konzeptionelle Methoden

### 2.4.1 Pharmakokinetische Modellbildung

Alle pharmakokinetischen Berechnungen dieser Arbeit wurden unter der Annahme durchgeführt, daß das untersuchte Pharmakon einer linearen Pharmakokinetik gehorcht [14, 15, 17, 18, 25, 26, 27, 58, 101, 103] und stützten sich auf sog. Kompartimentmodelle.

Unter der Vorstellung von verschiedenen Verteilungsvolumina, zwischen denen Pharmakonmengen ausgetauscht werden, lassen sich solche Modellvorstellungen entwickeln, die durch die Summe von Exponentialfuktionen beschrieben werden können.

Für den Bereich der Anästhesie, deren Fokus auf Pharmakonapplikationen von lediglich einigen Stunden beschränkt werden kann, genügt in der Regel die Anwendung einer Gleichung, die sich aus der Summe zweier Exponentialfunktionen zusammensetzt:

$$c_{(t)} = A\,e^{-\alpha t} + B\,e^{-\beta t} \tag{1}$$

($c_{(t)}$: Konzentration als Funktion der Zeit t; $\alpha$ und $\beta$: Exponentialfaktoren oder Zeitkonstanten der unterschiedlich schnellen Konzentrationsabfälle; A und B: Schnittpunkte der Konzentrationsabfälle $\alpha$ und $\beta$ mit der Konzentrationsachse bei t = 0).

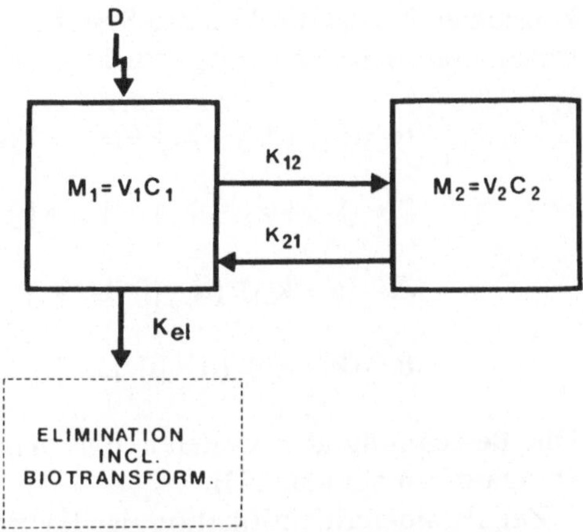


**Abb. 3.** Offenes Zweikompartimentmodell mit Pharmakonapplikation (hier als Bolusinjektion ⚡) in das zentrale Kompartiment. Die Mengen $M_1$ und $M_2$ können als Resultanten zweier pharmakonaustauschender Volumina $V_1$ und $V_2$ und der entsprechenden Konzentrationen $c_1$ und $c_2$ aufgefaßt werden. Die sog. Transfer- und Eliminationskonstanten $K_{12}$, $k_{21}$ und $k_{el}$ beschreiben die Bruchteile der Mengen $M_1$ und $M_2$, die pro Zeiteinheit ausgetauscht bzw. eliminiert werden

Das dieser Gleichung zuzuordnende pharmakokinetische Modell ist das sog. offene Zweikompartimentmodell (2 K-Modell).

Die Abb. 3 zeigt das pharmakokinetische Modell als Blockdiagramm. Diesem Modell gemäß erfolgt die intravenöse Bolusapplikation in das zentrale Kompartiment, das u. a. das Blutvolumen enthält und somit auch der analytischen Konzentrationsbestimmung zugänglich ist. Dieser initiale Verteilungsraum kann bei entsprechender Größe auch einen Teil anderer, anatomisch nicht definierter Räume (Organe) beinhalten, die näherungsweise als gut durchblutete Gewebe klassifiziert werden können.

Dem peripheren Kompartiment gehören alle Räume an, die nicht durch das zentrale Kompartiment erfaßt werden. Mit den Transferkonstanten $k_{12}$ und $k_{21}$ kann der Pharmakonanteil quantifiziert werden, der pro Zeiteinheit aus dem einen in das andere Kompartiment übertritt. Die Konstante $k_{el}$ gibt an, wie schnell das Pharmakon eliminiert wird, wobei die Elimination definitionsgemäß nicht als Kompartiment gewertet wird.

Die mathematische Analyse des linearen 2 K-Modells führt zu folgendem Satz simultaner Differentialgleichungen für die Arzneimittelmengen im zentralen bzw. peripheren Kompartiment:

$$dm_1/dt = -(k_{12} + k_{el}) \cdot m_1 + K_{21} \cdot m_2,$$

$$dm_2/dt = k_{12} \cdot m_1 - k_{21} \cdot m_2.$$

Mit Hilfe der simultanen Differentialgleichungen können die Makrokonstanten A, B, $\alpha$ und $\beta$ des Blutspiegelverlaufs durch die applizierte Dosis D, die Mikrokonstanten $k_{12}$, $k_{21}$ und $k_{el}$ des Systems und das Verteilungsvolumen $V_1$ des zentralen Kompartiments ausgedrückt werden:

$$\alpha = (k_{12} + k_{21} + k_{el}) + (k_{12} + k_{21} + k_{el})^2 - 4 \cdot k_{21} \cdot k_{el}/2,$$

$$\beta = (k_{12} + k_{21} + k_{el}) - (k_{12} + k_{21} + k_{el})^2 - 4 \cdot k_{21} \cdot k_{el}/2,$$

$$A = (\alpha - k_{21})/(\alpha - \beta) \cdot D/V_1,$$

$$B = (k_{21} - \beta)/(\alpha - \beta) \cdot D/V_1.$$

Die Berechnung der weiteren pharmakokinetischen Parameter erfolgte nach Standardformeln [26, 103].

Zur Parameteridentifikation der Hybridkonstanten A, B, $\alpha$ und $\beta$ wurde eine nichtlineare Regressionsanalyse benutzt, die auf der Marquardt-Methode [45] beruht. Dieses Fitprogramm wurde um den Vorschlag von Sheiner [84] verallgemeinert, die Gewichtungspotenzen nicht vorzugeben, sondern in die eigentliche Fitprozedur als separate Parameter miteinzubeziehen. Kern des Fitprogramms war das Strukturmodell bzw. die eigentliche Fitfunktion. Bei den Blutspiegelverläufen nach Bolusinjektion von 200 mg Propofol fand die biexponentielle Funktion (1) Anwendung. Zur vollständigen pharmakokinetischen Analyse wurde darüber hinaus die Exponentialfunktion um einen Exponenten erweitert, um die Kurvenverläufe mittels eines offenen Dreikompartimentmodells (3 K-Modell) zu beschreiben.

Für die Anpassung der pharmakokinetischen Modellparameter an die Blutspiegelverläufe der Probanden unter der Propofolinfusion wurde ein von Schwilden [76] entwickeltes Fitprogramm benutzt. Durch Konvolution eines poliexponentiellen Ansatzes mit einer stückweise stetigen Funktion, sowie durch Überlagerung beliebiger Boli wird dieses Programm den Erfordernissen gerecht, die sich aus der Anwendung von Infusionsstrategien zur Erzeugung linear ansteigender Blutspiegel ergeben.


### 2.4.2 Pharmakodynamische Modellbildung

Die durch die pharmakokinetische Modellbildung ermittelten „best-fit"-Konzentrationen der Propofolblutspiegel wurden mit den korrespondierenden Medianwerten des EEG-Powerspektrums mittels pharmakodynamischer Modellbildung korreliert. Um der Nichtlinearität der Konzentrations-Effekt-Beziehung gerecht zu werden, wurde als Grundlage der Modellbildung die sog. Hill-Gleichung gewählt:

$$E = E_{max} \cdot \frac{c^\gamma}{c_{50}^\gamma + c^\gamma} \tag{2}$$

Diese Gleichung wurde von Langeley [41] und Hill [30] entwickelt und bei Rezeptorbindungsstudien eingesetzt, um den sigmoiden Verlauf der Konzentration

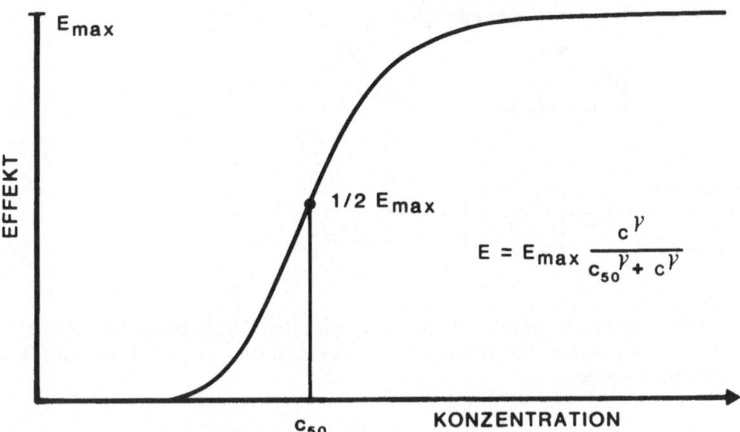



**Abb. 4.** Hypothetische Konzentrations-Effekt-Beziehung mit ihrem sigmoiden Verlauf und der zur pharmakodynamischen Modellbildung benutzten Hill-Gleichung

eines Pharmakons in Korrelation zu dessen korrespondierender Rezeptorbesetzung zu beschreiben (Abb. 4).

Bei minimalen Konzentrationen ist der Effekt gleich Null. Bei steigenden Konzentrationen nimmt der Effekt monoton zu, um dann ein Maximum ($E_{max}$) zu erreichen. Dieser maximal mögliche Effekt ist auch durch weiter ansteigende Pharmakonkonzentrationen am Wirkort nicht mehr zu steigern. Der Modellparameter $C_{50}$ gibt die Konzentration an, die vorliegen muß, um 50% des maximal erzielbaren Effekts zu erreichen. $\gamma$ repräsentiert die Steilheit der Konzentrations-Effekt-Kurve. Diese Größe korrespondiert bei Rezeptorbildungsstudien direkt mit der Anzahl der besetzten Rezeptoren. Bei Anwendung der Hill-Gleichung zur Beschreibung von klinisch physiologischen Phänomenen, die nur mit relativ ungenauen Meßmethoden (im Vergleich zu Rezeptorbindungsstudien) quantifiziert werden können, kann $\gamma$ lediglich als Ausdruck der Sigmoidizität der Konzentrations-Effekt-Kurve betrachtet werden [31, 55, 56, 57].

Die schon bei der pharmakokinetischen Modellbildung benutzte nichtlineare Regressionsanalyse wurde ebenfalls zur Identifikation der pharmakodynamischen Modellparameter benutzt.

Bei der Analyse der Propofoldatensätze zeigte sich jedoch bezüglich der Wirkungsentfaltung eine zeitliche Verzögerung, die auch als Hysterese bezeichnet wird. In Abb. 5 wird dieses Phänomen verdeutlicht. Es zeigt sich, daß bei ansteigenden Blutspiegeln der pharmakodynamische Effekt erst mit erheblicher Verzögerung eintritt und bei fallenden Blutspiegeln auch mit Verzögerung wieder nachläßt.

Aus diesem Verhalten ist zu folgern, daß die Konzentration am Wirkort nicht mehr mit den Blutspiegeln parallel verläuft, sondern daß erst nach einer Äquilibrierungszeit ein Gleichgewicht der Pharmakonkonzentrationen zwischen Wirkort und Blut erreicht ist. Dieser Mechanismus kann durch die Konstruktion eines Effekt- oder Biophasenkompartiments modellhaft beschrieben werden [34, 86, 89].

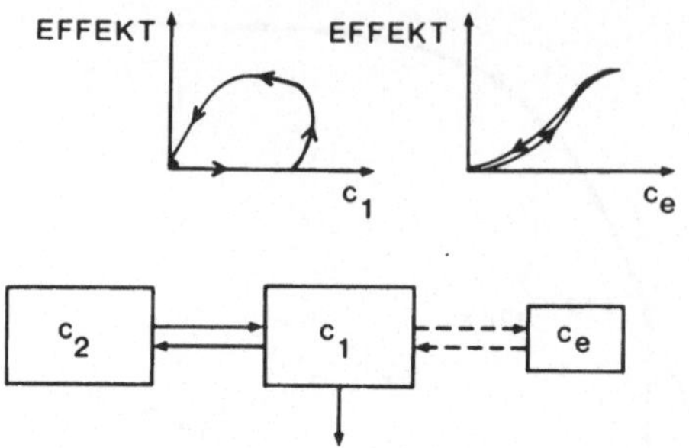


**Abb. 5.** Die als Hysterese bezeichnete zeitliche Verzögerung bei Eintritt und Nachlassen des Effekts kann durch Berechnung der Konzentration ($c_e$) im Effekt- oder Biophasekompartiment minimiert werden

Den pharmakokinetischen Kompartimenten wird ein weiteres hinzugefügt, das am Pharmakonaustausch mit dem zentralen Kompartiment beteiligt ist. Da der Austausch aber quantitativ so gering ist, daß er anhand des Blutspiegelverlaufes nicht identifiziert werden kann, muß seine Identifikation über den Wirkungsverlauf geschehen. Die Expansion des bereits bekannten pharmakokinetischen 2K-Modells (s. 2.4.1) erfolgt dahingehend, daß ein weiteres Kompartiment an das zentrale Kompartiment angegliedert wird, welches pharmakokinetisch nicht identifiziert werden kann.

Da weder $k_{13}$ noch $V_3$ aus der pharmakodynamischen Antwort bestimmt werden können, wird ausschließlich $k_{31}$, welches dann auch $k_{eo}$ bezeichnet wird, durch Minimierung der Hysterese zwischen Blutspiegel und pharmakodynamischer Antwort bestimmt. Dazu wurden die bei der pharmakokinetischen Modellbildung identifizierten Parameter der venösen und arteriellen Datensätze als fixierte Parameter in das universelle Fitprogramm [76] eingesetzt. Der Parameter $k_{eo}$ wurde dann in die pharmakodynamische Modellbildung als variabler Parameter betrachtet und beim Fitprozeß durch Minimierung der Hysterese identifiziert.

Ein weiter modifiziertes pharmakodynamisches Modell wurde bei den Propofoldatensätzen angewandt, die durch einen biphasischen Verlauf des Medians unter ansteigenden Propofolblutspiegeln gekennzeichnet waren. Ein initiales, durch β-Aktivierung hervorgerufenes Ansteigen der Medianwerte wird erst bei höheren Propofolkonzentrationen von dem schon bekannten Absinken der Medianwerte gefolgt. Dieser auch bei Barbituraten bekannte kombinierte Effekt der initialen Exzitation mit nachfolgender Inhibition [32, 92] wurde durch die Kopplung zweier Hill-Gleichungen in einem gemeinsamen dynamischen Modell beschrieben.

$$E = E(0) + E_{max}(1) \cdot \frac{c^{\gamma(1)}}{c_{50}(1)^{\gamma(1)} + c^{\gamma(1)}} - E_{max}(2) \cdot \frac{c^{\gamma(2)}}{c_{50}(2)^{\gamma(2)} + c^{\gamma(2)}} \quad (3)$$

Hier beschreibt die erste Hill-Gleichung mit den Parametern $E_{max}(1)$, $c_{50}(1)$ und $\gamma(1)$ den exzitatorischen Anteil der Propofolwirkung, während die inhibitorische

Komponente des Propofoleffekts durch die zweite Hill-Gleichung mit den Parametern $E_{max}(2)$, $c_{50}(2)$ und $\gamma(2)$ erfaßt wird.

## 2.4.3 Dosierungsstrategie

Zur Erzeugung der in den Probandenuntersuchungen benutzten linear ansteigenden Pharmakonspiegel im Blut wurde ein mikroprozessorgesteuertes Infusionssystem [68, 75, 76] benutzt. Das mit Hilfe eines Kleincomputers (HP 87, Hewlett Packard) realisierte System berechnet, – basierend auf dem Superpositionsprinzip – die Dosierungsschemata, die zur Erzielung eines vorher festgelegten Blutspiegelverlaufes notwendig sind. Neben dem gewünschten Blutspiegelverlauf muß als weitere Eingangsvoraussetzung der pharmakokinetische Datensatz des verwendeten Pharmakons bekannt sein, wobei als pharmakokinetisches Modell das offene 2 K-Modell Anwendung findet.

Für Propofol fanden die pharmakokinetischen Daten Anwendung, die in der Bolusstudie an 8 Probanden ermittelt wurden (s. Kap. 3):

$$A = 4{,}52 \ \mu g/ml; \quad \alpha = 0{,}190 \ min^{-1}; \quad B = 0{,}513 \ \mu g/ml;$$
$$\beta = 0{,}0075 \ min^{-1}; \quad D = 200 \ mg.$$

Zur Erzeugung linear ansteigender Blutspiegel wurde folgendes Infusionsschema benutzt:

$$i(t) = V_1 c[1 + k_{el} \cdot t + k_{12}/k_{21} \cdot (1 - e^{-k_{21}t})].$$

Dabei bezeichnet c die Geschwindigkeit, mit der die Blut- bzw. Plasmaspiegel ansteigen sollen. Bei den Untersuchungen wurde eine Anstiegsgeschwindigkeit von 0,45 µg/ml/min Propofol vorgegeben.

Das berechnete Infusionsschema wurden durch den Mikroprozessor des Kleincomputers in Steuerimpulse umgewandelt, die die Geschwindigkeit des Schrittmotors der verwendeten Infusionspumpe bestimmte.

Die mikroprozessorgesteuerten Infusionspumpen wurden ebenfalls zur interaktiven Dosierung von Propofol und Alfentanil bei der totalen intravenösen Anästhesie benutzt. Das Prinzip der linear ansteigenden Blutspiegel wurde hier durch die Aufrechterhaltung unterschiedlicher Blutspiegelplateaus ersetzt. Damit sollte eine schrittweise Anpassung an den erforderlichen therapeutischen Blut- bzw. Plasmaspiegel von Propofol und Alfentanil erfolgen. Zur Erzeugung von Blutspiegelplateaus, d.h. konstanter Blutspiegel von Anfang an, wurde das sog. BET-Infusionsschema benutzt [43, 66, 76].

Dieses Regime (Abb. 6) geht von der einfachen Überlegung aus, daß zur Erzielung von konstanten Blutspiegel 3 Prozesse berücksichtigt werden müssen.

Als erstes hat man im initialen Verteilungsvolumen durch einen Bolus (B) die gewünschte Konzentration herzustellen. Im folgenden müssen dann die Pharmakonmengen substituiert werden, die aus diesem zentralen Kompartiment eliminiert werden. Dabei sind an der Elimination zwei Prozesse beteiligt, und zwar

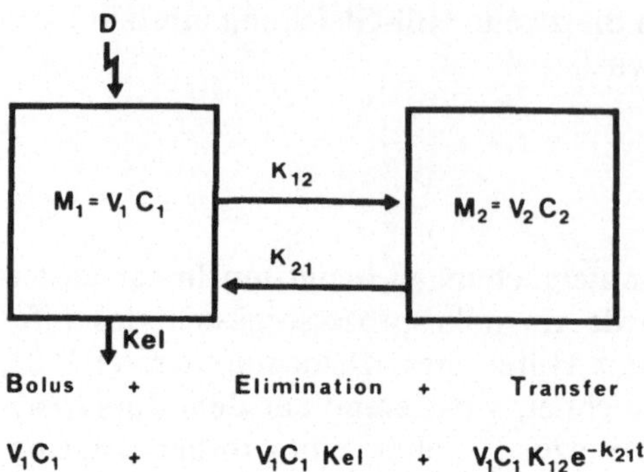



**Abb. 6.** Prinzip des BET-Infusionsschemas zur Erzeugung von konstanten Blut- bzw. Plasmaspiegelplateaus für Propofol und Alfentanil

die endgültige Elimination des Pharmakons aus dem Körper (E) und der Transfer in eins oder mehrere Kompartimente (T).

Das entsprechende Infusionsschema lautet:

$$I_{(t)} = V_1 c + V_1 c_1 k_{el} + V_1 c_1 k_{12} e^{-k_{21}t}.$$

Die zur Berechnung der Infusionsschemata benutzten pharmakokinetischen Datensätze stammten für Propofol aus den venösen Blutspiegeln während und nach 3mal linear ansteigenden Blutspiegeln (s. Kap. 5):

$$A = 8,66 \ \mu g/ml; \quad \alpha = 0,223 \ min^{-1}; \quad B = 0,628 \ \mu g/ml;$$
$$\beta = 0,0086 \ min^{-1}; \quad D = 200 \ mg.$$

Die Daten für Alfentanil stammten aus einer bereits veröffentlichten pharmakokinetischen Untersuchung [62]:

$$A = 0,440 \ \mu g/ml; \quad \alpha = 0,226 \ min^{-1}; \quad B = 0,132 \ \mu g/ml;$$
$$\beta = 0,01 \ min^{-1}; \quad D = 5 \ mg.$$

## 2.5 Methoden

Mittelwerte ($\bar{x}$) und Standardabweichungen (SD) wurden nach Standardformeln unter Voraussetzung einer Normalverteilung berechnet. Für den Vergleich zwischen Stichproben wurden parametrische und nichtparametrische Tests durchgeführt. Als nichtparametrischer 2-Stichproben-Test wurde der U-Test (Mann-Whitney-Wilcoxon-Test) verwendet. Als parametrischer Mehrstichprobentest wurde eine Varianzanalyse (Einfachklassifikation) erstellt und die Vergleiche mittels T-Test und Bonferroni-Korrektur durchgeführt. Als nichtparametrischer

Mehrstichprobentest kam der Kruskal-Wallis-Test zur Anwendung. Unterschiede wurden dann als signifikant beurteilt, wenn die Prüfgröße einen p-Wert von < 0,05 aufwies. Die Ergebnisse in den Tabellen sind durchweg als Mittelwert und Standardabweichung subsummiert und wurden jeweils auf- oder abgerundet [39, 60, 87].

Die Ergebnisse der nichtlinearen Regressionsanalyse, die bei den Fitprogrammen Anwendung fand, wurde mit Hilfe der $\chi^2$-Verteilung beurteilt. Folgende Verfahren wurden zur Bestimmung der Güte des jeweiligen Fits verwendet: Der F-Test nach Boxenbaum [8] und das Schwarz-Kriterium [74].

Zur Überprüfung der Konzentrations-Wirkungs-Kurven hinsichtlich einer signifikanten Hysterese wurden die Flächen unter den sigmoden Kurvenzügen während des Ansteigens der Blutspiegel mit denen des Konzentrationsabfalls mittels Varianzanalyse verglichen.

Zur Überprüfung der Validität der mikroprozessorgesteuerten Infusionspumpe wurde der Quotient aus gemessenen (m) und erwarteten (p) Blutspiegeln bestimmt. Der Quotient aus m und p, der optimal bei 1 liegen und die Standardabweichung 0 aufweisen sollte, wurde für jeden Probanden und Patienten individuell aus ca. 30 bis 60 Datenpaaren bestimmt. Außerdem wurden die Verhältnisse von m und p bei allen Versuchen einer linearen Regressionsanalyse unterzogen.

Die statistischen Berechnungen, Fitprogramme und pharmakokinetischen Simulationsberechnungen wurden mit Hilfe gängiger Kleincomputer (IBM PC, AT od. PS/2; IBM) bewerkstelligt.

# 3 Untersuchungen nach Bolusinjektion bei Probanden

## 3.1 Experimentelles Protokoll

Acht gesunde Probanden (5 männlich), deren morphometrische Daten in Tabelle 1 zusammengefaßt sind, erhielten am Morgen des Versuchstages, nach einer Nüchternperiode von mindestens 12 h, eine Plastikverweilkanüle in eine große Unterarmvene. Dieser venöse Zugang diente der Zufuhr von Flüssigkeitsersatz (ca. 500 ml Ringer-Lösung während eines Versuchs) und Applikation der Propofolbolusinjektion. Eine weitere intravenöse Plastikverweilkanüle wurde am kontralateralen Arm für Blutabnahmen angelegt.

Nachdem ein umfangreiches Monitoring (s. 2.3) installiert war, erfolgte eine Ruheperiode von ca. 20 bis 30 min Dauer, die zur Stabilisation der hämodynamischen Parameter diente. Dann erfolgte eine Bolusinjektion von 200 mg Propofol über 30 s. Als Injektionslösung diente eine Emulsion, die eine Konzentration von 10 mg/ml Propofol aufwies. Als Träger wurde eine wässrige Emulsion mit Sojabohnenöl, Eiphosphatiden und Glycerol benutzt [28]. Nach erfolgter Injektion wurden die Probanden beobachtet und solange in 30 s Intervallen auf die definierten klinischen Zeichen untersucht (s. 2.3.1; die dort genannten EEG-Parameter fanden hier jedoch keine Anwendung) bis die Probanden bezüglich Person, Ort und Zeit wieder orientiert waren.

Zur Blutspiegelbestimmung von Propofol (s. 2.2.1) erfolgten 22 venöse Blutabnahmen (je 3 ml) pro Proband. Die Abnahmen erfolgten Nach Beendigung der Injektion zu folgenden Zeiten: 2, 4, 6, 8, 10, 15, 20, 30, 45, 60, 75, 90, 120, 150,

**Tabelle 1.** Morphometrische Daten der Propofolprobanden

| Proband | Alter [Jahre] | Größe [cm] | Gewicht [kg] |
|---|---|---|---|
| G. H. | 25 | 180 | 70 |
| M. R. | 27 | 188 | 85 |
| K. H. W. | 25 | 192 | 94 |
| I. H. | 20 | 178 | 68 |
| W. Q. Z. | 24 | 165 | 57 |
| U. F. | 22 | 162 | 63 |
| A. L. | 22 | 165 | 60 |
| H. L. | 23 | 170 | 63 |
| $\bar{x} \pm SD$ | $24 \pm 2$ | $175 \pm 11$ | $70 \pm 13$ |

180, 240, 300, 360, 420, 480, 600 und 720 min. Der Gesamtblutverlust bei einem Versuch lag bei etwa 100 ml. Die mit 100 µl gesättigter Natriumoxalatlösung versetzten Blutproben wurden direkt in den Eisschrank transferiert und bei 4°C bis zur HPLC-Analyse aufbewahrt.

## 3.2 Ergebnisse

### 3.2.1 Blutspiegelverlauf und pharmakokinetische Modellbildung

Die semilogarithmische Darstellung der Blutkonzentrationen gegen die Zeit weist sowohl bei der Einzeldarstellung aller Probanden als auch bei Auftragung der Mittelwerte (Abb. 7) einen mehrphasischen Kurvenverlauf auf. Auf einen schnellen initialen Konzentrationsabfall von $3,78 \pm 2,76$ µg/ml auf $0,31 \pm 0,12$ µg/ml Propofol über einen Zeitraum von 60 min folgt ein langsamer Abfall bis auf $0,01 \pm 0,002$ µg/ml nach 720 min. Die Streuung der individuellen Blutspiegel ist mit 73% (VK) beim ersten Meßpunkt am größten. Alle anderen Konzentrationen schwanken mit einem Variationskoeffizienten von 20–40%.

Der Plasmaspiegelverlauf jedes einzelnen Probanden wurde mittels nichtlinearer Regressionsanalyse jeweils an die Funktion eines offenen 2 K- bzw. 3 K-Modells angeglichen. Die Ergebnisse der jeweils für das optimale Zeitintervall gewählten Analyse sind im einzelnen in den Tabellen 2 und 3 aufgeführt.

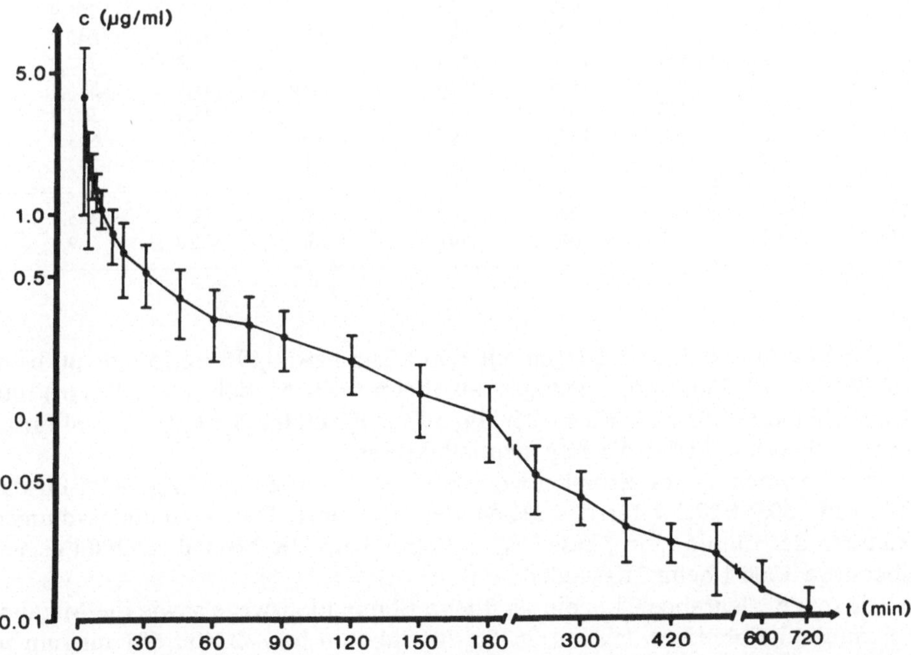


**Abb. 7.** Blutspiegel von Propofol als Funktion der Zeit nach einer i.v.-Bolusinjektion von 200 mg bei 8 Probanden ($\bar{x} \pm SD$)

**Tabelle 2.** Pharmakokinetische Daten aller Probanden nach Applikation einer Bolusinjektion von 200 mg Propofol für das offene Zweikompartimentmodell. (Analyse 0–360 min; $\bar{x}$ Mittelwert, $SD$ Standardabweichung)

| Proband | $V_1$ [l] | $V_{dss}$ [l] | $V_{darea}$ [l] | $Cl_{tot}$ [ml/min] | $t_{1/2}\alpha$ [min] | $t_{1/2}\beta$ [min] |
|---|---|---|---|---|---|---|
| 1 | 30,2 | 165 | 265 | 2317 | 3,8 | 79,3 |
| 2 | 38,5 | 237 | 342 | 3591 | 2,6 | 66,0 |
| 3 | 97,4 | 309 | 373 | 3551 | 4,4 | 72,7 |
| 4 | 22,1 | 137 | 174 | 1896 | 2,0 | 63,6 |
| 5 | 86,2 | 276 | 449 | 3184 | 8,9 | 97,8 |
| 6 | 54,6 | 153 | 181 | 2290 | 3,6 | 54,9 |
| 7 | 86,9 | 171 | 204 | 1870 | 9,1 | 75,6 |
| 8 | 74,8 | 285 | 236 | 2378 | 5,5 | 103,6 |
| $\bar{x}$ | 61,3 | 217 | 293 | 2635 | 5,0 | 76,7 |
| $SD$ | 28,9 | 68 | 102 | 704 | 2,7 | 16,7 |

**Tabelle 3.** Pharmakokinetische Daten aller Probanden nach Applikation einer Bolusinjektion von 200 mg Propofol für das offene Dreikompartimentmodell. (Analyse 0–720 min; $\bar{x}$ Mittelwert, $SD$ Standardabweichung)

| Proband | $V_1$ [l] | $V_{dss}$ [l] | $V_{darea}$ [l] | $Cl_{tot}$ [ml/min] | $t_{1/2}\alpha$ [min] | $t_{1/2}\beta$ [min] | $t_{1/2}\gamma$ [min] |
|---|---|---|---|---|---|---|---|
| 1 | 18,0 | 185 | 520 | 1923 | 2,7 | 46,2 | 187,3 |
| 2 | 33,8 | 346 | 989 | 3283 | 2,2 | 45,7 | 208,9 |
| 3 | 93,6 | 979 | 2584 | 2786 | 3,9 | 57,1 | 642,8 |
| 4 | 21,0 | 399 | 1795 | 1664 | 1,9 | 56,3 | 747,8 |
| 5 | 42,0 | 452 | 1171 | 2576 | 3,3 | 41,8 | 315,1 |
| 6 | 47,7 | 280 | 910 | 2049 | 2,7 | 41,4 | 307,8 |
| 7 | 73,0 | 488 | 1495 | 1495 | 6,7 | 60,3 | 693,2 |
| 8 | 72,7 | 421 | 920 | 2146 | 5,1 | 76,8 | 297,2 |
| $\bar{x}$ | 50,2 | 444 | 1298 | 2240 | 3,6 | 53,2 | 445,0 |
| $SD$ | 27,1 | 237 | 649 | 601 | 1,6 | 12,0 | 229,0 |

Die Konstanten A und B lagen mit $3,66 \pm 2,45$ bzw. $0,576 \pm 0,255$ µg/ml beim 2K-Modell (0–360 min) niedriger als beim «/K-Modell (0–720 min) mit $4,7 \pm 3,36$ µg/ml für A, $0,663 \pm 0,269$ µg/ml für B und $0,051 \pm 0,027$ µg/ml für C. Entsprechendes gilt für die Exponentialfaktoren.

Das Volumen V, des zentralen Kompartiments wurde mit $61,3 \pm 28,9$ l für das 2K- bzw. $50,2 \pm 27,1$ l für das 3K-Modell errechnet. Das Verteilungsvolumen während der Eliminationsphase ($V_{darea}$) betrug beim 2K-Modell ca. 290 l gegenüber etwa 1300 l beim 3K-Modell.

Die totale Clearance $Cl_{tot}$, die sämtliche Eliminationswege sowie die Metabolisierung miteinbezieht, lag mit $2635 \pm 704$ ml/min bzw. $2240 \pm 601$ ml/min in beiden Ansätzen deutlich über dem hepatischen Blutfluß. Für das 2K-Modell ergaben sich Halbwertszeiten von ca. 5 min für die initiale Verteilungs- und etwa

77 min für die folgende Rückverteilungs- und Eliminationsphase. Die Werte für das 3K-Modell betrugen 3,6 min für die α- 53 min für die β- und 445 min für die terminale γ-Phase. Die Eliminationskonstanten $k_{el}$ unterschieden sich nicht wesentlich ($0,053 \pm 0,028$ min$^{-1}$ gegenüber $0,059 \pm 0,033$ min$^{-1}$).

Die prozentuale Verteilung der Propofoldosis in den einzelnen Kompartimenten und der eliminierte Anteil bei beiden Kompartimentmodellen sind in den Abb. 8 und 9 für die Probandengruppe wiedergegeben. Der Verlauf bei den Patientinnen (Kap. 4) war im Prinzip gleich. Der Anteil des Pharmakons im zentralen Kompartiment fällt bei beiden Modellen innerhalb der ersten 20–30 min durch Transfer in die Peripherie rasch ab.

Das Verteilungsgleichgewicht (Steady state) zwischen zentralem und peripheren Kompartiment stellt sich beim 2K-Modell nach etwa 20 min ein. Nach ca. 30 min erreicht die Menge im peripheren Kompartiment ein Maximum von knapp 50% der gegebenen Dosis, bevor dann die Elimination zum dominierenden Faktor wird.

Beim 3K-Modell wird schon nach ca. 15 min der steady state zwischen zentralem und oberflächlichem peripherem Kompartiment erreicht. In letzterem steigt die Propofolmenge bis auf ein Maximum von etwa 50% der applizierten Dosis nach 20 min an. Nach ungefähr 40 min bestimmt dann auch hier die Elimination die Mengenverschiebung. Das Gleichgewicht zwischen oberflächlichem und tiefem peripheren Kompartiment stellt sich nach etwa 2 h ein. Zu diesem Zeitpunkt wird im tiefen peripheren Kompartiment eine maximale Menge von ca. 15% der gegebenen Dosis erreicht und über etwa 2 h dort gehalten.

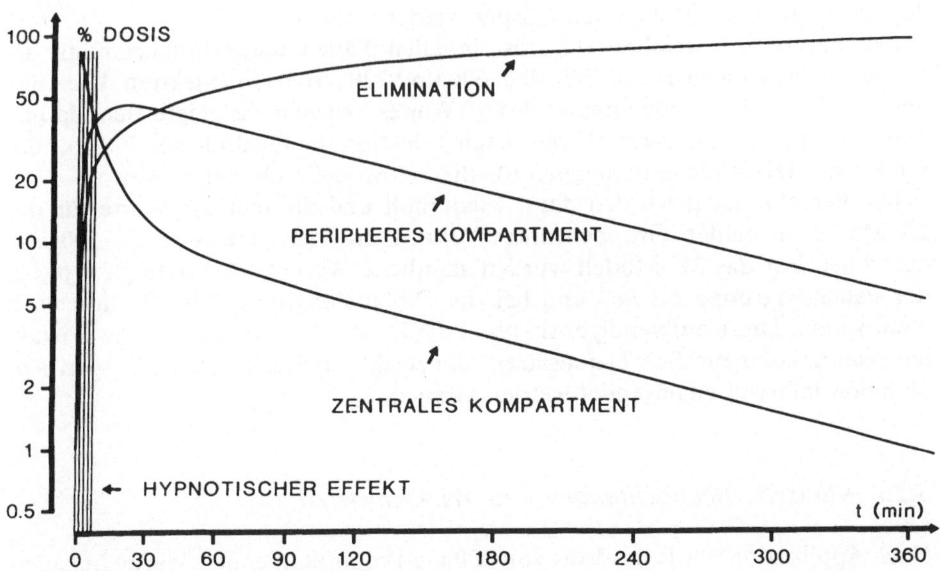


**Abb. 8.** Die Verteilung von Propofol (in % der Dosis) im zentralen und peripheren Kompartiment sowie der Anteil an eliminierter Substanz nach Bolusinjektion, berechnet nach den mittleren pharmakokinetischen Daten des Zweikompartimentmodells (Tabelle 2)

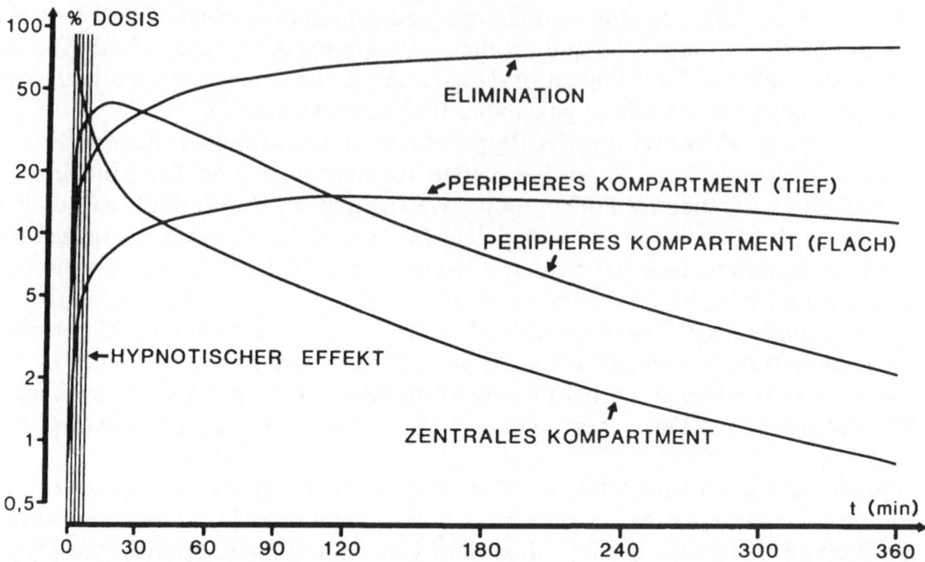



**Abb. 9.** Die Verteilung von Propofol (in % der Dosis) im zentralen und den peripheren Kompartimenten sowie der Anteil an eliminierter Substanz nach Bolusinjektion, berechnet nach den mittleren pharmakokinetischen Daten des Dreikompartimentmodells (Tabelle 3)

Die Elimination verläuft bei beiden Modellvorstellungen in etwa gleich. Nach einer Stunde ist bereits die Hälfte der applizierten Dosis aus dem Organismus entfernt, nach ca. 5 h verbleibt ein Rest von ca. 10% und nach 10 h haben etwa 98% der gegebenen Menge den Körper wieder verlassen.

Die Fitprozedur erfolgte zunächst in allen Fällen unter Einbeziehung der Meßwerte bis zu jeweils 240, 360, 480, 600 und 720 min nach Injektion. Die Güte des einzelnen Fits wurde anhand des $\chi^2$-Wertes beurteilt. Es zeigte sich, daß ab einem Zeitpunkt von etwa 300 min nach Injektion die Qualität der Fitprozeduren für die 3K-Modelle derjenigen für die 2K-Modelle überlegen war.

Die Berechnungen wurden dann wiederholt und diesmal die Werte für das 2K-Modell in beiden Gruppen unter Verwendung der Meßwerte bis 300 min berechnet. Für das 3K-Modell wurden sämtliche Werte berücksichtigt, d.h. bei der Patientengruppe bis 480 und bei der Probandengruppe bis 720 min nach Applikation. Diese aufwendige Analyse erlaubte die Erarbeitung von zwei exakten pharmakokinetischen Datensätzen, die selektiv bei dem beabsichtigten Applikationsintervall angewendet werden können.

### 3.2.2 Klinische Beobachtungen und Wirkschwellen

Nach Applikation der Bolusdosis von 200 mg Propofol über 30 s wurde bei allen Probanden das rasche Eintreten eines tiefen hypnotischen Effektes beobachtet. Abbildung 10 zeigt an einem exemplarischen Fall die klinischen Zeichen in Korrelation zum Blutspiegelverlauf. Die klinischen Beobachtungen, bezogen auf das

Ende der Injektion, sind in Tabelle 4 zusammengefaßt. Für die Aufwachphase wurden zusätzlich die assoziierten Blutspiegel von Propofol an Hand der individuell optimierten pharmakokinetischen Modellparameter berechnet. Die Wirkdauer des Hypnotikums Propofol kann mit ca. 10 min als ultrakurz bezeichnet werden. Nach klinischer Beurteilung konnte bei allen Probanden ein tiefer hypnotischer Effekt erzielt werden. Nur in einem Fall kam es nicht zum Erlöschen des Kornealreflexes.

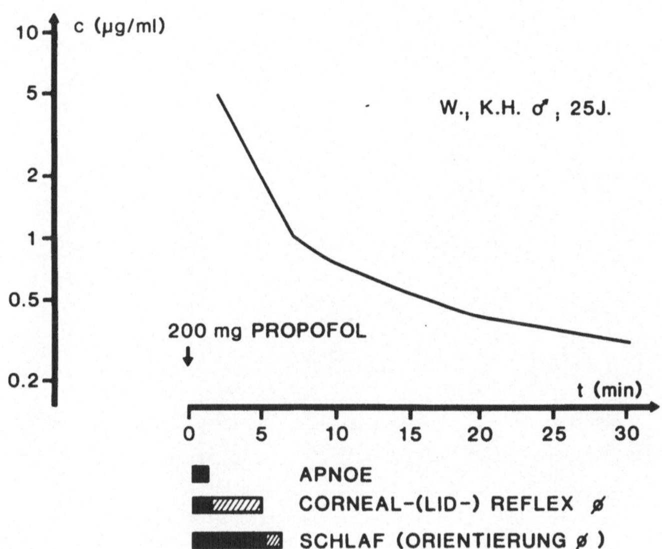


**Abb. 10.** Die klinischen Zeichen nach Bolusapplikation von 200 mg Propofol in Korrelation zum gemessenen Blutspiegelverlauf bei einem Probanden

**Tabelle 4.** Zusammenstellung der klinischen Beobachtungen nach einer Bolusinjektion von 200 mg Propofol bei 8 Probanden ($\bar{x} \pm$ SD). Erfaßt wurden das Zeitintervall vom Injektionsende bis zur entsprechenden klinischen Beobachtung sowie die zu diesem Zeitpunkt aufgrund der individuellen pharmakokinetischen Daten berechneten Blutspiegel

| Proband | 1 | 2 | 3 | 4 | 5 | 6 | 7 | 8 | $\bar{x} \pm$ SD | |
|---|---|---|---|---|---|---|---|---|---|---|
| Keine Reaktion auf Anruf [s] | 60 | 60 | 45 | 60 | 60 | 45 | 30 | 45 | 50,6 | 11,2 |
| Lidrandreflex, negativ [s] | 60 | 30 | 45 | 60 | 30 | 45 | 90 | 60 | 52,5 | 19,6 |
| Kornealreflex, negativ [s] | 60 | 30 | 45 | 75 | 30 | 45 | 90 | – | 53,6 | 22,7 |
| Apnoedauer [s] | 60 | 15 | 72 | 30 | 24 | 36 | 48 | 14 | 37,4 | 21,1 |
| Kornealreflex, positiv [min] | 7 | 8 | 3 | 9 | 8 | 7 | 6 | – | 6,9 | 2,0 |
| Blutspiegel [µg/ml] | 1,21 | 0,64 | 1,20 | 0,91 | 1,36 | 1,24 | 1,62 | 1,74 | 1,57 | 0,57 |
| Lidrandreflex, positiv [min] | 12 | 10 | 5 | 12 | 9 | 9 | 5 | – | 8,9 | 2,7 |
| Blutspiegel [µg/ml] | 1,21 | 0,64 | 1,20 | 0,91 | 1,36 | 1,24 | 1,62 | 1,74 | 1,24 | 0,36 |
| Reaktion auf Anruf [min] | 13 | 10 | 5 | 14 | 10 | 11 | 10 | 6 | 9,9 | 3,1 |
| Blutspiegel [µg/ml] | 1,05 | 0,64 | 1,20 | 0,85 | 1,28 | 1,08 | 1,54 | 1,59 | 1,16 | 0,32 |
| Orientierung [min] | 13 | 10 | 5 | 14 | 12 | 13 | 11 | 6 | 10,5 | 3,3 |
| Blutspiegel [µg/ml] | 1,05 | 0,64 | 1,20 | 0,85 | 1,13 | 0,97 | 1,47 | 1,59 | 1,11 | 0,31 |

Die hämodynamischen Meßwerte wiesen für die Herzfrequenz einen Anstieg um $10 \pm 5\%$ auf. Der mittlere arterielle Blutdruck fiel um $20 \pm 7\%$ ab. Die Ausgangswerte waren 10 min nach Injektion wieder erreicht. Die Atmung blieb bis auf die initiale Apnoephase von $37 \pm 21$ s unbeeinflußt. Es kam zu keinem signifikanten Anstieg des endespiratorischen $P_E CO_2$. Exzitationsphänomene wurden bei einem Probanden beobachtet. Injektionsmißempfindungen bei der Applikation von Propofol durch eine großlumige Kanüle am Unterarm konnten nicht verzeichnet werden.

# 4 Untersuchungen nach Bolusinjektion bei Patienten

## 4.1 Experimentelles Protokoll

An dieser Untersuchung nahmen 8 gesunde Patientinnen ($\bar{x}$: Alter 39 Jahre, Gewicht 70 kg, Größe 169 cm) teil, die nach einem ausführlichen Aufklärungsgespräch ihr Einverständnis gegeben hatten. Alle Patientinnen unterzogen sich kurzdauernden gynäkologischen Eingriffen (Tabelle 5).

Als Prämedikation erhielten die Patientinnen am Vorabend der Operation sowie am Morgen des Operationstages (ca. 60 min von Anästhesiebeginn) jeweils 1 mg Flunitrazepam per os.

Die Patientinnen erhielten eine Plastikverweilkanüle in eine Handrückenvene zur Infusion von Ringer-Lösung (ca. 500 ml) und zur Applikation der Propofolbolus-Injektion von 160 mg. Am kontralateralen Arm wurde eine zweite Plastikverweilkanüle gelegt, die ausschließlich zur Entnahme der Blutproben diente.

Zur Kontrolle der Vitalfunktionen während des Versuches wurden folgende Maßnahmen ergriffen:

1) Kontinuierliche Ableitung eines Elektrokardiogramms (Honeywell).
2) Nichtinvasive Messung des Blutdrucks mit Hilfe eines automatischen Blutdruckmeßgerätes (Dinamap 845, Critikon). Systolischer und diastolischer sowie der mittlere arterielle Blutdruck und die Pulsfrequenz wurden alle 3 min mittels eines Druckers (Dinamap 850, Critikon) registriert.

**Tabelle 5.** Morphometrische Daten der Patientinnen für Propofolbolusinjektion.
($\bar{x}$ Mittelwert, *SD* Standardabweichung)

| Patientin | Alter [Jahre] | Größe [cm] | Gewicht [kg] |
|---|---|---|---|
| M. C. | 40 | 169 | 70 |
| B. M. | 51 | 174 | 85 |
| L. B. | 26 | 161 | 94 |
| B. U. | 40 | 167 | 68 |
| H. M. | 35 | 171 | 57 |
| L. E. | 49 | 159 | 63 |
| L.-W. B. | 27 | 175 | 60 |
| M. I. | 43 | 178 | 63 |
| $\bar{x} \pm SD$ | 39±9 | 169±7 | 70±13 |

3) Wiederholtes Auszählen der Atemfrequenz und Bestimmung des Altemminutenvolumens mittels Narkosekreissystem.

Nach der Installation des Monitoring erfolgte eine Ruhepause von 10 min Dauer. Daran anschließend wurde eine Bolusinjektion von 160 mg Propofol über einen Zeitraum von ca. 30s appliziert. Die Narkose wurde aufrechterhalten mittels eines inspiratorischen Enfluran-$N_2O$-$O_2$-Gemisches (1,0 Vol.% Enfluran, 60% Stickoxydul/40% Sauerstoff). Nach Beendigung der Anästhesie erfolgte alle 30s die Kontrolle der für die Beurteilung der Narkosetiefe wichtigen Parameter:

- offensichtlicher Schlaf, aus dem die Patientinnen durch lautes Anrufen geweckt werden konnten (beurteilt durch den Untersucher),
- fehlende Reaktion auf verbale Kommandos („Öffnen Sie die Augen!", „Strekken Sie die Zunge heraus!") mit einer Lautstärke von 52–55 dB,
- volle Orientierung bezüglich Person, Ort und Zeit.

Venöse Blutproben (je 3 ml) wurden zu folgenden Zeitpunkten nach Injektionsende abgenommen: 2, 4, 6, 8, 10, 15, 20, 30, 45, 60, 75, 90, 120, 150, 180, 240, 300, 360, 420 und 480 min. Der gesamte Blutverlust belief sich auf ca. 100 ml.

Die applizierte Propofoldosis betrug im Mittel $2,39 \pm 0,24$ mg pro Körpergewicht.

Die Proben wurden mit jeweils 100 µl Natriumoxalatlösung versetzt und bei 4°C im Küglschrank aufbewahrt bis zur Analyse durch HPLC.


## 4.2 Ergebnisse

### 4.2.1 Blutspiegelverlauf und pharmakokinetische Modellbildung

Die gemessenen Blutkonzentrationen von Propofol bei den Patientinnen zeigen einen ähnlichen Verlauf wie bei der Probandengruppe. Der initiale Konzentrationsablauf erfolgt innerhalb der ersten 15 min von $3,34 \pm 0,30$ auf $0,57 \pm 0,03$ µg/ml, die mittlere Phase mit einem Blutspiegelabfall auf etwa $0,044 \pm 0,004$ µg/ml erstreckt sich bis ungefähr zur 240. min. Im weiteren Verlauf sinkt die Propofolkonzentration langsam auf ein Minimum von $0,024 \pm 0,003$ µg/ml nach 480 min. Dies war bei der Patientengruppe der letzte Zeitpunkt für Blutabnahmen.

Der Plasmaspiegelverlauf jeder einzelnen Patientin wurde mittels nichtlinearer Regressionsanalyse jeweils an die Funktion eines offenen 2K- bzw. 3K-Modells angeglichen. Die Ergebnisse der pharmakokinetischen Analysen sind in den Tabellen 6 und 7 aufgeführt.

Die Konstanten A und B lagen mit $3,97 \pm 1,1$ bzw. $0,367 \pm 0,13$ µg/ml beim 2K-Modell wieder niedriger als beim 3K-Modell ($4,70 \pm 1,54$ µg/ml für A, $0,587 \pm 0,119$ µg/ml für B und $0,075 \pm 0,038$ µg/ml für C). Entsprechendes gilt für die Exponentialfaktoren.

Das Volumen $V_1$ des zentralen Kompartiments wurde mit $39,5 \pm 12,0$ l für das 2K- bzw. $31,7 \pm 7,3$ l für das 3K-Modell errechnet. Das Verteilungsvolumen während der Eliminationsphase ($V_{darea}$) betrug beim 2K-Modell ca. 350 l gegenüber

**Tabelle 6.** Pharmakokinetische Daten aller Patientinnen nach Applikation einer Bolusinjektion von 160 mg Propofol für das offene 2 K-Modell. (Analyse 0–360 min; $\bar{x}$ Mittelwert, $SD$ Standardabweichung)

| Pa-tientin | $V_1$ [l] | $V_{dss}$ [l] | $V_{darea}$ [l] | $Cl_{tot}$ [ml/min] | $t_{1/2}\alpha$ [min] | $t_{1/2}\beta$ [min] |
|---|---|---|---|---|---|---|
| 1 | 35,3 | 287,3 | 405,9 | 2657 | 3,0 | 105,9 |
| 2 | 40,6 | 170,9 | 233,1 | 2124 | 4,3 | 76,1 |
| 3 | 26,2 | 380,3 | 466,9 | 3000 | 1,2 | 107,9 |
| 4 | 28,5 | 146,7 | 196,7 | 2020 | 2,9 | 67,5 |
| 5 | 41,6 | 185,7 | 281,4 | 2528 | 4,6 | 77,2 |
| 6 | 35,9 | 189,3 | 285,1 | 2915 | 3,3 | 67,8 |
| 7 | 43,0 | 200,7 | 288,9 | 2832 | 3,7 | 70,2 |
| 8 | 65,1 | 491,7 | 650,7 | 2448 | 5,0 | 184,2 |
| $\bar{x}$ | 39,5 | 256,6 | 350,8 | 2566 | 3,5 | 94,6 |
| SD | 12,0 | 121,7 | 149,9 | 358 | 1,2 | 39,7 |

**Tabelle 7.** Pharmakokinetische Daten aller Patientinnen nach Applikation einer Bolusinjektion von 160 mg Propofol für das offene 3 K-Modell. (Analyse 0–480 min; $\bar{x}$ Mittelwert, $SD$ Standardabweichung)

| Pa-tientin | $V_1$ [l] | $V_{dss}$ [l] | $V_{darea}$ [l] | $Cl_{tot}$ [ml/min] | $t_{1/2}\alpha$ [min] | $t_{1/2}\beta$ [min] | $t_{1/2}\gamma$ [min] |
|---|---|---|---|---|---|---|---|
| 1 | 19,2 | 387,5 | 819,6 | 2136 | 1,7 | 36,1 | 265,9 |
| 2 | 35,9 | 214,2 | 422,0 | 1921 | 3,2 | 35,1 | 152,3 |
| 3 | 39,0 | 769,0 | 1701 | 1701 | 1,2 | 49,5 | 693,2 |
| 4 | 30,0 | 227,0 | 589,0 | 1766 | 3,0 | 57,8 | 231,1 |
| 5 | 33,8 | 342,8 | 811,9 | 2101 | 3,2 | 34,8 | 267,0 |
| 6 | 22,5 | 400,1 | 1054 | 2111 | 1,8 | 29,2 | 346,2 |
| 7 | 38,7 | 483,3 | 1291 | 2345 | 3,1 | 44,6 | 381,6 |
| 8 | 34,5 | 587,5 | 1009 | 1941 | 2,0 | 33,9 | 360,4 |
| $\bar{x}$ | 31,7 | 426,4 | 962,2 | 2004 | 2,4 | 40,2 | 337,2 |
| SD | 7,3 | 185,4 | 403,3 | 212 | 0,8 | 9,5 | 162,5 |

etwa 960 l beim 3K-Modell. Die totale Clearance $Cl_{tot}$ lag mit $2566 \pm 358$ ml/min bzw. $2004 \pm 212$ ml/min wiederum über dem hepatischen Blutfluß.

Für das 2K-Modell errechneten sich Halbwertzeiten von ca. 3,5 min für die initiale $\alpha$- und etwa 95 min für die terminale $\beta$-Phase. Die Werte für das 3K-Modell betrugen 2,4 min für die $\alpha$-, ca. 40 min für die $\beta$- und im Mittel 337 min für die $\gamma$-Phase.

Die Eliminationskonstanten $k_{el}$ zeigten auch hier keinen wesentlichen Unterschied ($0,070 \pm 0,023$ min$^{-1}$ beim 2K- gegenüber $0,068 \pm 0,023$ min$^{-1}$ beim 3K-Modell).

Der prozentuale Verlauf der Verteilung der applizierten Propofoldosis in den einzelnen Kompartimenten in Abhängigkeit von der zeit entspricht nahezu dem in der Probandengruppe (Abb. 8 und 9) und ist deshalb nicht noch einmal extra dargestellt. Vergleicht man zunächst die Ergebnisse der pharmakokinetischen Analyse für das 2K-Modell zwischen Probanden und Patienten, so zeigen sich bei den einzelnen Parametern keine wesentlichen Unterschiede. Es fanden sich für die Mikrokonstanten im Mittel folgende Werde:

$A = 3{,}66 \pm 2{,}45$ bzw. $3{,}97 \pm 1{,}10$ µg/ml, $\alpha = 0{,}178 \pm 0{,}094$ bzw. $0{,}238 \pm 0{,}144$ min$^{-1}$, $B = 0{,}576 \pm 0{,}255$ bzw. $0{.}367 \pm 0{,}130$ µg/ml, $\beta = 0{,}0094 \pm 0{,}0019$ bzw. $0{,}0082 \pm 0{,}0023$ min$^{-1}$. Die Halbwertzeiten lagen bei $5{,}0 \pm 2{,}7$ bzw. $3{,}5 \pm 1{,}2$ min für die $\alpha$- und bei $76{,}7 \pm 16{,}7$ bzw. $94{,}6 \pm 39{,}7$ min für die $\beta$-Phase.

Die Werte für die totale Clearance betrugen $2635 \pm 704$ bzw. $2566 \pm 358$ ml/min und die Eliminationskonstante $k_{el}$ $0{,}0531 \pm 0{,}0277$ bzw. $0{,}0698 \pm 0{,}0226$ min$^{-1}$. Das initiale Verteilungsvolumen $V_1$ ergab $61{,}3 \pm 28{,}9$ bzw. $39{,}5 \pm 12$ l, das Gesamtverteilungsvolumen $V_{darea}$ $292{,}9 \pm 101{,}6$ bzw. $350{,}8 \pm 149{,}9$ l.

Auch innerhalb des 3K-Modells fanden sich zwischen Probanden und Patienten praktisch keine Differenzen. Die Mikrokonstanten ergaben folgende mittlere Werte:

$A = 4{,}70 \pm 3{,}36$ bzw. $4{,}70 \pm 1{,}54$ µg/ml, $\alpha = 0{,}228 \pm 0{,}009$ bzw. $0{,}324 \pm 0{,}127$ min$^{-1}$, $B = 0{,}663 \pm 0{,}269$ bzw. $0{,}587 \pm 0{,}119$ µg/ml, $\beta = 0{,}0136 \pm 0{,}0028$ bzw. $0{,}0159 \pm 0{,}0068$ min$^{-1}$, $C = 0{,}0513 \pm 0{,}0270$ bzw. $0{,}0571 \pm 0{,}381$ µg/ml, $\gamma = 0{,}0021 \pm 0{,}0010$ bzw. $0{,}0024 \pm 0{,}0011$ min$^{-1}$. Die Halbwertzeiten der $\alpha$-Phase belief sich auf $3{,}6 \pm 1{,}6$ bzw. $2{,}4 \pm 0{,}8$ min, die der $\beta$-Phase auf $53{,}2 \pm 12{,}0$ bzw. $40{,}2 \pm 9{,}5$ min und die terminale $\gamma$-Halbwertzeit auf $4{,}25{,}0 \pm 29{,}6$ bzw. $337{,}2 \pm 162{,}5$ min.

Die totale Clearance lag bei $2240 \pm 601$ bzw. $2004 \pm 212$ ml/min, die Eliminationskonstante bei $0{,}0587 \pm 0{,}0335$ bzw. $0{,}067 \pm 0{,}0227$ min$^{-1}$. Das initiale Verteilungsvolumen $V_1$ betrug $50{,}2 \pm 27{,}1$ bzw. $31{,}7 \pm 7{,}3$ l, das Gesamtverteilungsvolumen $V_{darea}$ $1298{,}1 \pm 649{,}0$ bzw. $962{,}2 \pm 403{,}3$ Liter.

Der Vergleich zwischen 2K- und 3K-Modell zeigt weder innerhalb der Probanden- noch der Patientengruppe bei den entsprechenden Werten größere Unterschiede. Das initiale Verteilungsvolumen $V_1$ lag bei den Probanden um 55 l, bei den Patienten um 35 l. Die totale Clearance ergab etwa 2400 bzw. 2200 ml/min und die Eliminationskonstante $K_{el}$ 0,055 bzw. 0,068 min$^{-1}$. Die terminale Halbwertzeit fiel natürlich bei den 3K-Modellen wesentlich länger aus, sie lag bei Werten um 240 bzw. 420 min gegenüber 85 Minuten für die 2K-Modelle.

Insgesamt läßt sich also feststellen, daß nennenswerte Unterschiede kaum zu notieren waren. Lediglich bei der Gegenüberstellung von Patienten und Probanden innerhalb eines Modells ist das bei den Probanden höhere initiale Verteilungsvolumen erwähnenswert, der Unterschied ist jedoch statistisch nicht signifikant. Die übrigen Parameter liegen deutlich innerhalb der Streubreite. Die Blutspiegelverläufe konnten in allen Fällen durch die jeweiligen Exponentialfunktionen gut beschrieben werden.

## 4.2.2 Klinische Beobachtungen und Wirkschwellen

Nach Applikation der Bolusdosis von 160 mg Propofol über 30 s wurde bei allen Patienten innerhalb von ca. 20 bis 50 s das Eintreten eines hypnotischen Effekts beobachtet. Die hämodynamischen Meßwerte während der Narkoseeinleitung wiesen für die Herzfrequenz einen Anstieg um $10 \pm 5\%$ auf. Der mittlere arterielle Blutdruck fiel um $20 \pm 7\%$ ab. Die Ausganswerte waren 10 min nach Injektion wieder erreicht. Die Atmung blieb bis auf die initiale Apnoephase von $37 \pm 21$ s unbeeinflußt. Exzitationsphänomene wurden in keinem Fall beobachtet. Injektionsmißempfindungen bei der Applikation von Propofol durch eine kleinlumige Kanüle am Handrücken traten mit 35% signifikant häufiger auf als bei den Probanden, die die Propofolapplikation durch eine großlumige Kanüle am Unterarm erhielten.

Die Aufwachphase nach Beendigung der Narkose verlief sehr schnell. Die Patientinnen waren nach $4{,}2 \pm 2{,}7$ min wach und kurze Zeit später voll orientiert $(5{,}5 \pm 3{,}3$ min).

# 5 Infusionsstudie bei Probanden

## 5.1 Experimentelles Protokoll

Sechs gesunde Probanden (4 männlich), deren morphometrische Daten in Tabelle 8 zusammengefaßt sind, erhielten am Morgen des Versuchstages, nach einer Nüchternperiode von mindestens 12 h, eine Plastikverweilkanüle in eine große Unterarmvene. Dieser vernöse Zugang diente der Zufuhr von Flüssigkeitsersatz (ca. 1000 ml Ringer-Lösung während eines Versuchs) und Applikation der Propofolinfusion. eine weitere Plastikverweilkanüle wurde am kontralateralen Arm für Blutabnahmen angelegt.

Am selben Arm wurde nach Durchführung einer Infiltrationsanästhesie (Scandicain 1%, Astra Chemical) ein arterieller Katheter (Arrow 18 G) in die Arteria radialis mittels Seldinger-Technik eingelegt. Dieser Katheter wurde für parallele Blutabnahme verwendet, um einen Vergleich von arteriellen und venösen Propofolblutspiegeln zu ermöglichen. Zuvor wurde die Funktion des Kollateralkreislaufs über die Arteria ulnaris zur adäquaten Versorgung der Hohlhandbögen mittels Allen-Test überprüft [23].

Nachdem ein umfangreiches Monitoring (s. 2.3.1) installiert und die EEG-Ableitungen (s. 2.3.2) angelegt waren, erfolgte eine Ruheperiode von ca. 20–30 min Dauer, die hauptsächlich zur Ermittlung des Ausgangs-EEG's und zur Stabilisierung der hämodynamischen Parameter diente. Dann wurde mit der Propofolinfusion begonnen. Es sollten mittels einer mikroprozessorgesteuerten Infusionspumpe (s. 2.4.3) linear ansteigende Plasmaspiegel erzeugt werden. Die Anstiegsgeschwindigkeit von 0,45 µg/ml/min wurde gewählt, da aufgrund der vor-

**Tabelle 8.** Morphometrische Daten der Propofolprobanden

| Proband | Alter [Jahre] | Größe [cm] | Gewicht [kg] |
|---|---|---|---|
| U. N. | 25 | 178 | 80 |
| M. R. | 29 | 188 | 82 |
| D. S. | 24 | 180 | 82 |
| W. H. | 25 | 176 | 67 |
| B. J. | 24 | 165 | 58 |
| A. D. | 27 | 174 | 57 |
| $\bar{x} \pm SD$ | $26 \pm 2$ | $177 \pm 8$ | $70 \pm 11$ |

her durchgeführten Untersuchung nach Bolusinjektion von 200 mg Propofol (s. Kap. 3) damit zu rechnen war, daß unter diesen Bedingungen eine geordnete Abfolge der zu prüfenden Kriterien der Narkosetiefe (s. 2.3.1) auftrat. Bei EEG-burst-suppression-Perioden, die eine Dauer von mehr als 4 s aufwiesen, wurde die Infusion abgestellt.

Nach Abstellen der Infusion wurden die Probanden beobachtet und solange in kurzen Intervallen auf die definierten klinischen Zeichen (s. 2.3.1) untersucht, bis die Probanden bezüglich Person, Ort und Zeit wieder orientiert waren. Dieser Zyklus wurde insgesamt 3 mal durchgeführt. Die einzelnen Infusionsintervalle hatten eine Dauer von 24–30 min, die Aufwachphasen verliefen über 30–45 min, so daß jeder Zyklus 60–75 min dauerte und eine Gesamtversuchsdauer von 3–4 h resultierte.

Die zur Propolinfusion verwendete Lösung hatte eine Konzentration von 10 mg/ml. Es wurde die Emulsion verwendet, die auch bei Applikation der Bolusinjektion zur Anwendung kam. Die im Mittel applizierte Gesamtdosis lag bei 1376 mg pro Versuch.

Zur Blutspiegelbestimmung von Propofol (s. 2.2.1) erfolgten ca. 120 Blutabnahmen (je 3 ml) pro Porband. Die Abnahmen erfolgten nach Beginn jeder Infusionsperiode zu folgenden Zeiten: 3, 6, 9, 12, 15, 18, 21, 24 und 30 min und nach Abstellen der Infusion jeweils nach 2, 5, 7, 10, 15, 20, 25, 30, 40 und 45 min. Nach Ende der letzten Infusion wurden darüber hinaus Blutabnahmen bis zur 8. h vorgenommen. Der Gesamtblutverlust bei einem Versuch lag bei etwa 400 ml. Die mit 100 µl gesättigter Natriumoxalatlösung versetzten Blutproben wurden direkt in den Eisschrank transferiert und bei 4 °C bis zur HPLC-Analyse aufbewahrt. Der Versuchsaufbau mit sämtlichen methodischen Komponenten ist schematisch in Abb. 2 (S. 8) zusammengefaßt.

## 5.2 Ergebnisse

### 5.2.1 Blutspiegelverlauf und pharmakokinetische Modellbildung

Das Verhalten der arteriellen und venösen Blutspiegel von Propofol, sowie der aufgrund der mikroprozessorgesteuerten Dosierungsstrategie erwartete venöse Blutspiegelverlauf, sind an einem exemplarischen Fall in Abb. 11 verdeutlicht. Dieses Beispiel zeigt, daß während der Anstiegsphase erhebliche Abweichungen der tatsächlich gemessenen Blutspiegel von den Erwartungswerten zu verzeichnen sind, während der vorhergesagte Verlauf der Abfallphase, nach Abschluß der schnellen Verteilungsphase, nahezu identisch mit den Meßwerten verläuft. Dieses Abweichungsverhalten wurde bei allen Probanden in unterschiedlich ausgeprägter Form beobachtet.

Die Regressionsanalyse (Abb. 12) bestätigte, daß das durch die mikroprozessorgesteuerte Infusion gewünschte Blutspiegelprofil prinzipiell erzeugt wurde ($p < 0,001$). Es wurden jedoch in der Anstiegsphase Absolutwerte erzielt, die um einen Faktor von 1,87 zu hoch lagen. In der Abfallphase waren die Erwartungswerte um den Faktor 1,31 „übersteuert".

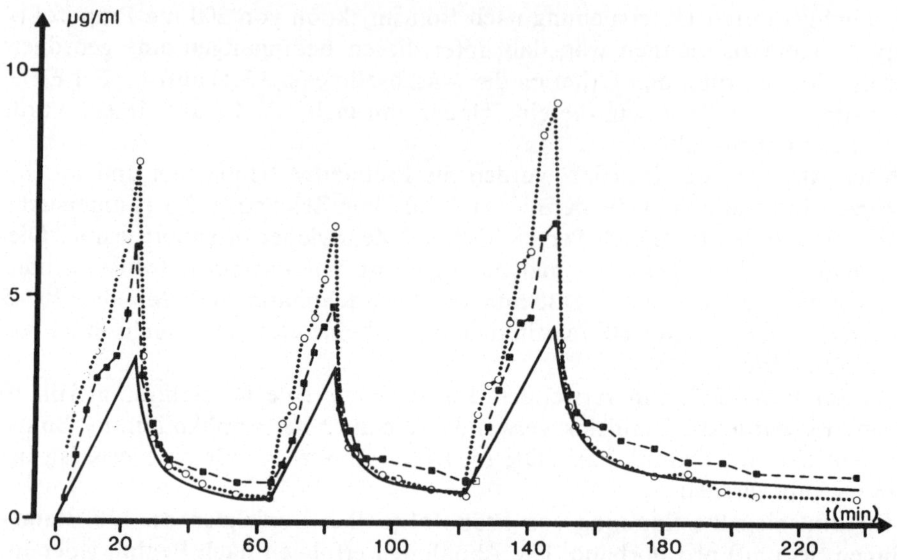

**Abb. 11.** Die gemessenen venösen(■---■) und arteriellen (o···o) Blutspiegel von Propofol während einer mikroprozessorgesteuerten Infusion zur Erzielung 3mal linear ansteigender Konzentrationen bei Proband 4. *Die durchgezogene Linie* gibt den erwarteten Blutspiegelverlauf wieder

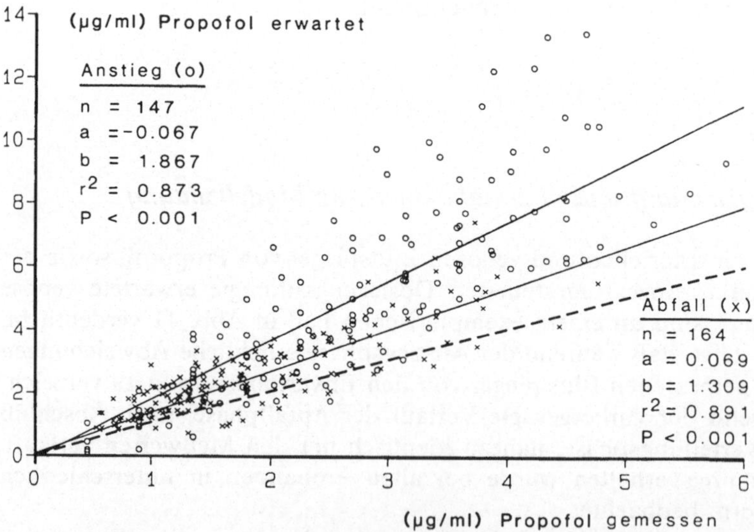

**Abb. 12.** Regressionsanalyse der Verhältnisse m/p aller Probanden während der Infusionsphase mit ansteigenden Propofolblutspiegeln (o) und nach Abstellen der Infusion (×). *Die durchgezogenen Linien* geben die errechneten Regressionen wieder (obere Linie = Anstieg; untere Linie = Abfall). *Die gestrichelte Linie* gibt die Optimalrelation wieder: Meßwert = Erwartungswert (Quotient von m/p = 1)

**Tabelle 9.** Die pharmakokinetischen Parameter der 6 Probanden und die Quotienten von m/p der erwarteten zu den tatsächlich gemessenen venösen Blutkonzentrationen von Propofol

| Pro-band | $V_1$ [l] | $V_{dss}$ [l] | $V_{darea}$ [l] | $Cl_{tot}$ [ml/min] | $t_{1/2}\alpha$ [min] | $t_{1/2}\beta$ [min] | m/p Verhältnis Anstieg | m/p Verhältnis Abfall |
|---|---|---|---|---|---|---|---|---|
| 1 | 13,5 | 100 | 175 | 1578 | 2,8 | 77,0 | $2,63 \pm 0,49$ | $1,43 \pm 0,24$ |
| 2 | 24,8 | 129 | 244 | 2515 | 3,6 | 67,3 | $1,46 \pm 0,44$ | $0,89 \pm 0,19$ |
| 3 | 25,8 | 142 | 214 | 1695 | 4,0 | 87,7 | $1,75 \pm 0,45$ | $1,43 \pm 0,17$ |
| 4 | 28,3 | 180 | 256 | 1971 | 3,3 | 90,0 | $1,47 \pm 0,25$ | $1,32 \pm 0,19$ |
| 5 | 29,3 | 121 | 170 | 1580 | 6,0 | 101,5 | $1,80 \pm 0,55$ | $1,94 \pm 0,38$ |
| 6 | 31,7 | 164 | 196 | 1919 | 2,2 | 70,7 | $1,32 \pm 0,55$ | $1,66 \pm 0,29$ |
| $\bar{x}$ | 25,6 | 139 | 209 | 1876 | 3,7 | 82,4 | 1,74 | 1,45 |
| SD | 6,4 | 29 | 36 | 355 | 1,3 | 13,0 | 0,47 | 0,35 |

Die pharmakokinetische Analyse (Tabelle 9) der Probandenversuche ergab, daß die beobachtete systematische Abweichung in erster Linie auf veränderte Verteilungsvolumina zurückzuführen sind. Stellt man einen Vergleich zu den pharmakokinetischen Daten aus der Bolusinjektion (Tabelle 2) an, die als Steuergröße Eingang in die Dosierungsstrategie fanden, so zeigt sich eine ausgeprägte ($p < 0,001$) Reduktion für das zentrale Verteilungsvolumen. Auch die Gesamtverteilungsvolumina $V_{dss}$ und $V_{darea}$ sind bei den kinetischen Daten aus der Infusionsstudie (Tabelle 9) signifikant kleiner, während die totale Clearance ($Cl_{tot}$) nur um ca. 20% kleiner ausfällt und statistisch nicht signifikant unterschiedlich ist.

In Tabelle 9 sind die aus den venösen Blutspiegeln ermittelten pharmakokinetischen Parameter jedes Probanden sowie die von m/p Quotienten von m/p zusammengefaßt. Der mittlere Quotient betrug während der Infusionsperiode mit ansteigende Blutspiegeln im Mittel $1,74 \pm 0,47$ und nach Abstellen der Infusion $1,45 \pm 0,35$ und reflektiert die in der Regressionsanalyse berechnete Übersteuerung.

In Tabelle 10 sind die aus der Analyse der arteriellen Blutspiegel resultierenden pharmakokinetischen Daten aufgeführt. Hier findet sich die Erklärung für die im Vergleich zu den venösen Konzentrationen noch höheren Blutspiegeln in einer weiteren statistisch signifikanten Reduktion der Verteilungsvolumina.

Betrachtet man die individuellen Blutspiegelverläufe von Propofol, so sind systematische Abweichungen der tatsächlich gemessenen Konzentrationen von den anhand der optimierten pharmakokinetischen Modellparameter berechneten Kurven erkennbar. Die Tendenz der gemessenen Propofolkonzentrationen, niedriger als berechnet zu sein, ist innerhalb der ersten 15 min eines jeden Infusionszyklus in geringer Ausprägung nur bei den venösen Meßwerten zu beobachten. Die sekundären Konzentrationswiederanstiege von ca. 15 min Dauer in den Phasen der Untersuchung, in denen die Probanden nach Abstellen der Infusion wieder wach wurden, sind auch nur in abgeschwächter Form bei den venösen Blutspiegeln festzustellen. Die arteriellen Konzentrationen weisen, was den prinzipiellen Verlauf angeht, keine Abweichungen von dem anhand der optimierten Modellparameter berechneten Blutspiegelverlauf auf.

**Tabelle 10.** Die pharmakokinetischen Parameter der einzelnen Probanden unter Zugrundelegung der arteriellen Blutspiegel von Propofol

| Proband | $V_1$ [l] | $V_{dss}$ [l] | $V_{darea}$ [l] | $Cl_{tot}$ [ml/min] | $t_{1/2}\alpha$ [min] | $t_{1/2}\beta$ [min] |
|---|---|---|---|---|---|---|
| 1 | 8,5 | 75 | 171 | 1788 | 2,0 | 66,6 |
| 2 | 20,8 | 86 | 184 | 2681 | 3,2 | 47,5 |
| 3 | 13,5 | 83 | 158 | 1702 | 2,9 | 64,2 |
| 4 | 12,3 | 123 | 136 | 1863 | 2,2 | 94,4 |
| 5 | 7,8 | 55 | 120 | 1598 | 2,0 | 52,1 |
| 6 | 10,9 | 72 | 146 | 1700 | 2,4 | 59,2 |
| $\bar{x}$ | 12,3 | 82 | 153 | 1889 | 2,5 | 63,0 |
| SD | 4,7 | 23 | 23 | 398 | 0,5 | 15,8 |

Die applizierte Gesamtdosis während eines Versuchs lag bei $1376 \pm 279$ mg. Davon entfielen auf den ersten Zyklus $512 \pm 105$ mg, auf den zweiten $431 \pm 120$ mg und auf den dritten $433 \pm 71$ mg Propofol.

### 5.2.2 Klinische Beobachtungen und Wirkschwellen

Tabelle 11 gibt für jeden Probanden die während der drei Untersuchungszyklen (I, II, III) überprüften klinischen Zeichen der Narkosetiefe in Abhängigkeit von den venösen Propofolblutspiegeln wieder.

Bei den Blutspiegeln, die mit den gleichen klinischen Beobachtungen verbunden sind, ist ein gering ausgeprägtes graduelles Ansteigen von Zyklus zu Zyklus zu beobachten. Diese Tendenz war jedoch nur bei einigen Beobachtungen statistisch signifikant (Tabelle 11). Setzt man die überprüften klinischen Zeichen in Relation zu den arteriellen Blutspiegeln, so sind die mit ein und demgleichen klinischen Zeichen assoziierten Propofolkonzentrationen in jedem Zyklus nahezu identisch (Tabelle 12).

Die hämodynamischen und respiratorischen Parameter zeigten während der gesamten Untersuchung über alle drei Zyklen nur geringe Abweichungen von den Ausgangswerten. Die Herzfrequenz wies einen Anstieg um $15 \pm 9\%$ auf. Der mittlere arterielle Blutdruck fiel um $15 \pm 7\%$ ab. Diese Werte wurden jeweils gegen Ende der Infusion registriert. Die Ausgangswerte waren nach dem Aufwachen der Probanden wieder erreicht. Die Atemfrequenz stieg bei maximalen Propofolspiegeln im venösen Blut ($6,65 \pm 1,09$ µg/ml) um bis zu 60% an. Bei gleichzeitiger Abnahme des Atemzugvolumens resultierte daraus ein geringfügiges Ansteigen des arteriellen $pCO_2$ von $40,0 \pm 0,7$ mm Hg auf $48,1 \pm 7,2$ mm Hg. Der $p_aO_2$ lag immer über 100 mm Hg bei einer Sauerstoffzufuhr von 4 l/min über eine Nasensonde.

**Tabelle 11.** Klinische Beobachtungen, korrespondierende venöse Blutspiegel von Propofol und die damit assoziierten Medianwerte der EEG-Frequenzverteilung während der drei Zyklen mit linear ansteigenden Blutspiegeln und den darauf folgenden Konzentrationsabfällen

| | Propofol [μg/ml] | | | Median [Hz] | | |
|---|---|---|---|---|---|---|
| Untersuchungszyklus | (I) | (II) | (III) | (I) | (II) | (III) |
| Schlafeintritt | 1,28 | 2,25* | 2,61° | 9,0 | 6,8 | 8,7 |
| | ±0,54 | ±0,61 | ±0,93 | ±1,3 | ±3,7 | ±2,1 |
| Keine Reaktion | 3,10 | 3,35 | 3,75 | 6,5 | 3,0 | 5,0 |
| auf Anruf | ±1,20 | ±0,55 | ±0,49 | ±2,8 | ±2,2 | ±2,4 |
| Lidrandreflex, | 3,07 | 3,14 | 3,80 | 6,7 | 5,5 | 4,8 |
| negativ | ±1,71 | ±0,81 | ±0,65 | ±3,2 | ±3,3 | ±2,8 |
| Kornealreflex, | 4,87 | 4,83 | 5,41 | 2,3 | 2,8 | 3,0 |
| negativ | ±1,51 | ±0,96 | ±0,98 | ±1,2 | ±1,8 | ±1,4 |
| Auftreten von EEG- | 5,97 | 6,31 | 6,65 | 1,6 | 1,6 | 1,5 |
| burst-suppression | ±1,50 | ±1,66 | ±1,09 | ±0,2 | ±0,2 | ±0,3 |
| Verlust von EEG- | 4,50 | 4,84 | 4,10 | 1,5 | 1,4 | 1,8 |
| burst-suppression | ±1,12 | ±1,66 | ±0,49 | ±0,1 | ±0,2 | ±0,3 |
| Kornealreflex, | 2,27 | 2,50 | 2,54 | 2,2 | 2,1 | 2,0 |
| positiv | ±1,07 | ±0,80 | ±0,88 | ±0,9 | ±0,2 | ±0,1 |
| Lidrandreflex, | 1,42 | 1,91 | 2,47° | 5,0 | 5,5 | 3,8 |
| positiv | ±0,42 | ±0,57 | ±1,38 | ±1,0 | ±1,6 | ±1,5 |
| Reaktion auf | 1,42 | 1,89 | 2,08° | 5,0 | 4,5 | 3,9 |
| Anruf | ±0,42 | ±0,55 | ±0,48 | ±0,9 | ±1,2 | ±1,0 |
| Orientierung | 1,38 | 1,84 | 2,00° | 5,5 | 6,2 | 5,9 |
| zur Person | ±0,40 | ±0,54 | ±0,47 | ±1,40 | ±1,5 | ±2,1 |
| Orientierung | 1,25 | 1,79 | 1,96 | 6,1 | 7,4 | 6,8 |
| Person, Ort, Zeit | ±0,59 | ±0,51 | ±0,47 | ±0,8 | ±2,5 | ±2,1 |

p < 0,05: *Zyklus II gegen I; °Zyklus III gegen I.

## 5.2.3 EEG-Befunde und pharmakodynamische Modellbildung

Die Veränderungen des EEG's während einer Propofoluntersuchung sind exemplarisch in Abb. 13 an Hand des Powerspektrums eines Probanden dargestellt. Es kommt initial zu einem Abbruch der α-Aktivität (8–10 Hz) mit konsekutiver Verschiebung der Haupt-EEG-Aktivität in den niederfrequenten δ-Bereich (0,5–2 Hz). Gegen Ende eines jeden Infusionszyklus treten Burst-suppression-Muster mit Supressionsperioden von bis zu 4 s auf.

Nach Abstellen der Propofolinfusion kommt es im Powerspektrum zu einer Abschwächung der ausgeprägten δ-Aktivität und zu einer Verschiebung zurück in die höherfrequenten Bereich. Eine Restitution des α-Rhythmus in den Aufwachphasen nach Abstellen der Propofolinfusion konnte bei allen Fällen beobachtet werden. Eine β-Aktivierung war in den Propofoluntersuchungen bei 2 Probanden besonders ausgeprägt. In Abb. 14 ist ein solcher Fall zu sehen, in dem das Powerspektrum in den Aufwachphasen recht deutlich von einer β-Akti-

**Tabelle 12.** Klinische Beobachtungen und die damit assoziierten arteriellen Blutspiegel von Propofol während der drei Zyklen mit linear ansteigenden Blutspiegeln und den darauf folgenden Konzentrationsabfällen

| | Propofol [$\mu$g/ml] | | |
|---|---|---|---|
| Untersuchungszyklus | (I) | (II) | (III) |
| Schlafeintritt | 1,72 $\pm$ 0,75 | 2,05 $\pm$ 1,94 | 2,18 $\pm$ 1,18 |
| Keine Reaktion auf Anruf | 4,25 $\pm$ 1,56 | 4,30 $\pm$ 1,20 | 4,37 $\pm$ 1,30 |
| Lidrandreflex, negativ | 4,30 $\pm$ 2,27 | 3,86 $\pm$ 1,35 | 4,44 $\pm$ 1,40 |
| Kornealreflex, negativ | 6,11 $\pm$ 2,06 | 5,84 $\pm$ 1,71 | 6,25 $\pm$ 1,96 |
| Auftreten von EEG-burst-suppression | 7,46 $\pm$ 2,10 | 7,81 $\pm$ 2,16 | 7,61 $\pm$ 1,80 |
| Verlust von EEG-burst-suppression | 5,09 $\pm$ 1,68 | 4,39 $\pm$ 1,62 | 3,80 $\pm$ 0,82 |
| Kornealreflex, positiv | 2,19 $\pm$ 1,26 | 2,08 $\pm$ 0,75 | 2,05 $\pm$ 0,62 |
| Lidrandreflex, positiv | 1,15 $\pm$ 0,27 | 1,50 $\pm$ 0,33 | 1,61 $\pm$ 0,32 |
| Reaktion auf Anruf | 1,15 $\pm$ 0,28 | 1,45 $\pm$ 0,28 | 1,56 $\pm$ 0,17 |
| Orientierung zur Person | 1,12 $\pm$ 0,25 | 1,41 $\pm$ 0,28 | 1,48 $\pm$ 0,17 |
| Orientierung Person, Ort, Zeit | 1,09 $\pm$ 0,26 | 1,37 $\pm$ 0,26 | 1,44 $\pm$ 0,19 |

vierung gekennzeichnet wird, die bis in den oberen Frequenzbereich von 30 Hz reicht.

Der Verlauf des Medians der EEG-Frequenzverteilung in Korrelation zu klinischen Zeichen der Narkosetiefe ist an einem Fall exemplarisch dargestellt (Abb. 15). Bei dem Probanden kommt es während der Phase der ansteigenden Propofolkonzentrationen zu einem Abfall des Medians von ca. 9 Hz auf Werte unter 2 Hz. Die jeweilige Aufwachphase wird durch einen steilen Anstieg des Medians auf Werte von 7–8 Hz charakterisiert.

In Tabelle 11 sind die gemittelten Medianwerte zusammengefaßt, die mit den definierten klinischen Zeichen der Narkosetiefe assoziiert sind.

Die Konzentrations-Wirkungs-Beziehung zwischen arteriellen und venösen Propofolblutspiegeln und dem Median der EEG-Frequenzverteilung ist exemplarisch für einen Probanden aus den Abb. 16 und 17 zu entnehmen. Es imponiert eine Serie von 3 mehr oder weniger ausgeprägten Hystereseschleifen. So steigen die arteriellen Blutspiegel von Propofol in der ersten Schleife (durchgezogene Linie) kontinuierlich bis auf ca. 5,5 $\mu$g/ml an, ehe der Median unter 8 Hz sinkt. Nach Abstellen der Infusion fallen die Propofolkonzentrationen bis

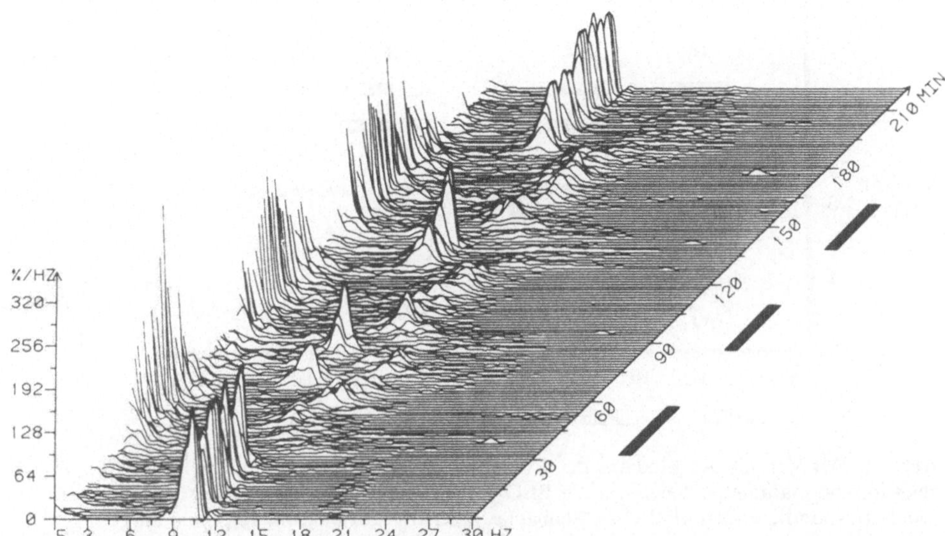

**Abb. 13.** Das Powerspektrum eines Probanden zeigt exemplarisch die Veränderungen der EEG-Frequenzverteilung während 3malig linear ansteigender Blutspiegel von Propofol und jeweils nach Abstellen der Infusionen (*Balken:* Infusion)

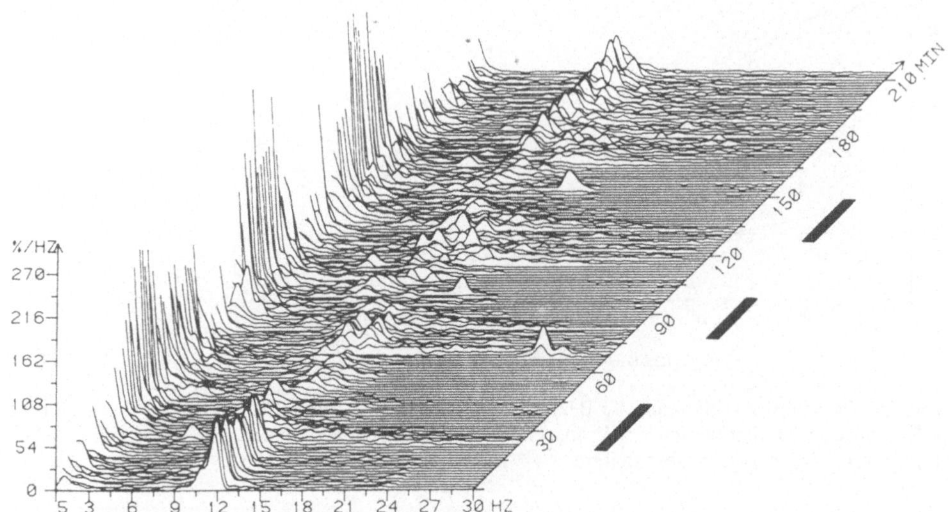

**Abb. 14.** Das Powerspektrum eines Probanden zeigt die Veränderungen der EEG-Frequenzverteilung mit ausgeprägter β-Aktivierung während 3malig linear ansteigender Blutspiegel von Propofol und jeweils nach Abstellen der Infusionen (*Balken:* Infusion)

auf etwa 1 µg/ml, ohne daß der Median über 2 Hz ansteigt. Dann kommt es allerdings bei nur geringen Veränderungen der Konzentration zu einem sprunghaften Anstieg auf einen Median von 12 Hz. Dieser Vorgang wiederholt sich

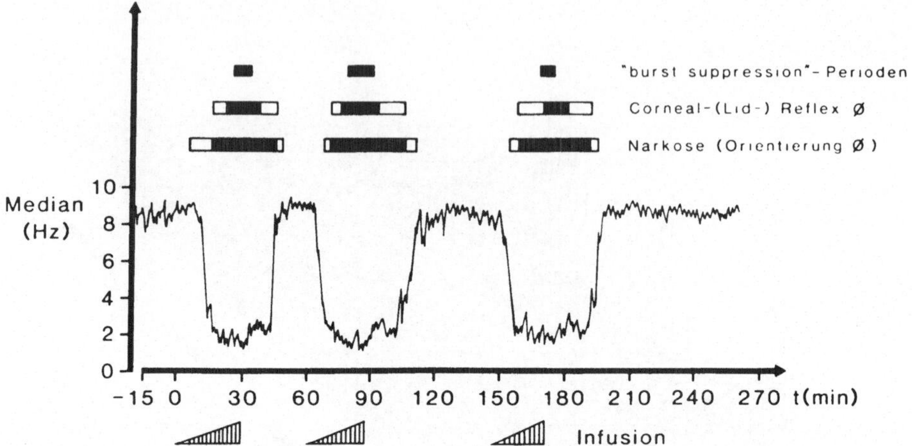



**Abb. 15.** Der Verlauf des Medians der EEG-Frequenzverteilung bei einem Probandenversuch zeigt in monoparametrischer Form die EEG-Veränderungen des Powerspektrums aus Abb. 13. Die korrespondierenden klinischen Beobachtungen sind als *Balkendiagramme* aufgetragen

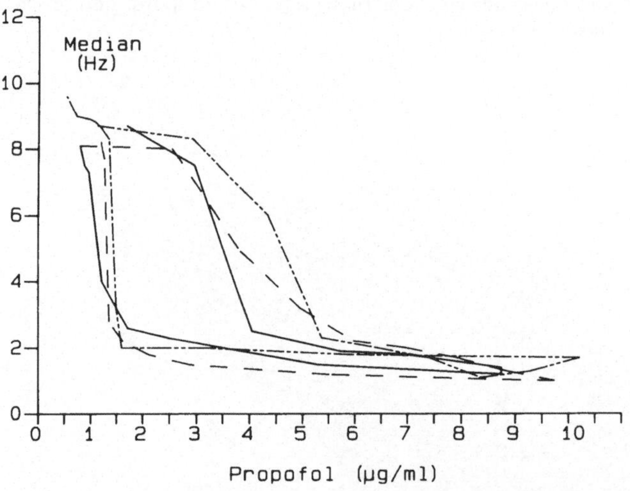



**Abb. 16.** Die pharmakodynamische Beziehung zwischen den arteriellen Blutspiegeln von Propofol und den Medianwerten bei Proband 5 wird charakterisiert durch eine Serie von 3 sehr stark ausgeprägten Hystereseschleifen. (—— Zyklus I, --- Zyklus II, — · · — Zyklus III)

konsekutiv bei jedem weiteren Infusions- und Aufwachzyklus. Die venösen Hystereseschleifen desselben Probanden (Abb. 17) sind weniger ausgeprägt. Hier ist jedoch die Tendenz zu einer Rechtsverschiebung zu einzelnen Schleifen in Richtung höherer Konzentrationen von Zyklus zu Zyklus hervorzuheben.

Die Tabelle 13 gibt die pharmakodynamischen Modellparameter aller Probanden unter Einbeziehung der venösen Blutspiegel von Propofol wieder. Bei Proband 4 und 6 wurde für die Fitprozedur die kombinierte Hill-Gleichung (s. Gl. 3)

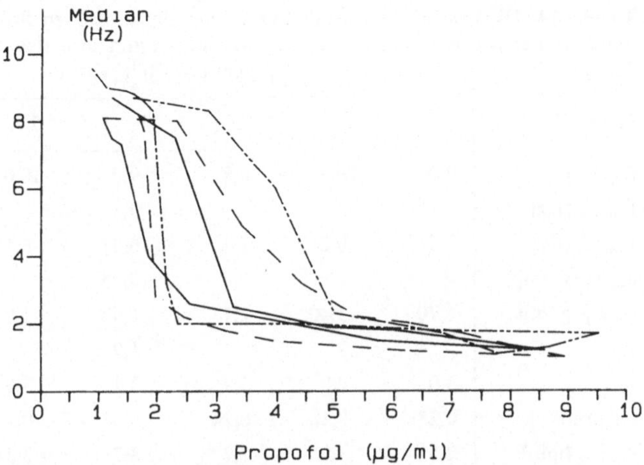



**Abb. 17.** Die pharmakodynamische Beziehung zwischen den venösen Blutspiegeln von Propofol und den Medianwerten bei Proband 5 wird charakterisiert durch eine Serie von 3 Hystereseschleifen (—— Zyklus I, - - - Zyklus II, — · · — Zyklus III)

**Tabelle 13.** Die optimierten Modellparameter der einzelnen Probanden, die mittels pharmakodynamischer Modellbildung aus den Medianwerten und den Biophasekonzentrationen nach Analyse der venösen Best-fit-Blutspiegel ermittelt wurden

| Proband | 1 | 2 | 3 | 4 | 5 | 6 | MW ± SD | |
|---|---|---|---|---|---|---|---|---|
| $E_0$ [Hz] | 9,2 | 8,3 | 9,8 | 9,5 | 11,6 | 8,5 | 9,5 | 1,0 |
| $E_{max}1$ [Hz] | – | – | – | 15,1 | – | 11,8 | – | – |
| $E_{max}2$ [Hz] | 7,9 | 7,4 | 8,3 | (23,5) | 10,8 | (20,2) | 8,6 | 1,5 |
| $c_{50}1$ [µg/ml] | – | – | – | 0,37 | – | 0,43 | – | – |
| $c_{50}2$ [µg/ml] | 2,07 | 2,64 | 2,07 | 1,17 | 1,94 | 3,65 | 2,26 | 0,83 |
| $\gamma_1$ | – | – | – | 2,0 | – | 2,0 | – | – |
| $\gamma_2$ | 3,0 | 2,9 | 4,0 | 2,0 | 3,0 | 1,9 | 2,8 | 0,8 |
| $k_{eo}$ [min$^{-1}$] | 0,41 | 0,41 | 0,98 | 0,10 | 0,24 | 0,21 | 0,39 | 0,31 |
| $t_{1/2}k_{eo}$ [min] | 1,7 | 1,7 | 0,7 | 6,9 | 2,9 | 3,3 | 2,9 | 2,2 |

zur Erfassung der β-Aktivierung angewandt. Es resultiert im Mittel ein halbmaximaler Effekt von 5,2 Hz, der mit einer Propofolbiophasekonzentration von 2,3 µg/ml assoziiert war.

Die entsprechenden Daten für die arteriellen Blutspiegel von Propofol sind in Tabelle 14 zusammengestellt. Auch hier wurden für die Probanden 4 und 6 zwei verknüpfte Hill-Gleichungen für die Modellbildung benutzt, um dem biphasischen Verlauf des Medians gerecht zu werden. Insgesamt sind die arteriellen Daten mit den auf venösen Blutspiegelverläufen fußenden dynamischen Daten (Tabelle 13) identisch. Lediglich die Äquilibrierungskonstante $k_{eo}$ ist bei der

**Tabelle 14.** Die optimierten Modellparameter der einzelnen Probanden, die mittels pharmako-dynamischer Modellbildung aus den Medianwerten und den Biophasekonzentrationen nach Analyse der arteriellen Best-fit-Blutspiegel ermittelt wurden

| Proband | 1 | 2 | 3 | 4 | 5 | 6 | MW $\pm$ SD | |
|---|---|---|---|---|---|---|---|---|
| $E_0$ [Hz] | 9,0 | 10,4 | 8,8 | 9,2 | 10,0 | 8,5 | 9,3 | 0,7 |
| $E_{max}1$ [Hz] | – | – | – | 9,8 | – | 10,9 | – | – |
| $E_{max}2$ [Hz] | 7,5 | 10,2 | 7,4 | (16,3) | 8,5 | (19,9) | 8,4 | 1,3 |
| $c_{50}1$ [µg/ml] | – | – | – | 0,45 | – | 0,65 | – | – |
| $c_{50}2$ [µg/ml] | 1,70 | 3,40 | 2,17 | 1,43 | 1,81 | 2,55 | 2,18 | 0,72 |
| $\gamma_1$ | – | – | – | 1,9 | – | 2,0 | – | – |
| $\gamma_2$ | 3,0 | 2,0 | 3,9 | 3,1 | 3,0 | 2,5 | 2,8 | 0,8 |
| $k_{eo}$ [min$^{-1}$] | 0,28 | 0,18 | 0,24 | 0,08 | 0,21 | 0,09 | 0,18 | 0,08 |
| $t_{1/2}k_{eo}$ [min] | 2,5 | 3,9 | 2,9 | 8,7 | 3,3 | 7,4 | 4,8 | 2,6 |

pharmakodynamischen Modellbildung mit arteriellen Propofolkonzentrationen kleiner. Die längere Äquilibrierungshalbwertzeit ($t_{1/2}k_{eo}$) reflektiert somit die bei den arteriellen Datensätzen stärker ausgeprägte Hysterese.

Die Abb. 18 zeigt, an einem exemplarischen Fall, die Kurvenanpassung des pharmakodynamischen Modells an die tatsächlich gemessenen Medianwerte, wobei die korrespondierenden Biophasenkonzentrationen von Propofol an Hand der optimierten Parameter der pharmakokinetischen Modellbildung und der Konstante $k_{eo}$ bestimmt wurden. Der erreichte Median-Verlauf resultiert aus der Hill-Gleichung (s. Gl. 2), in die die zeitlich korrespondierenden Biophasen-konzentrationen von Propofol eingesetzt wurden.

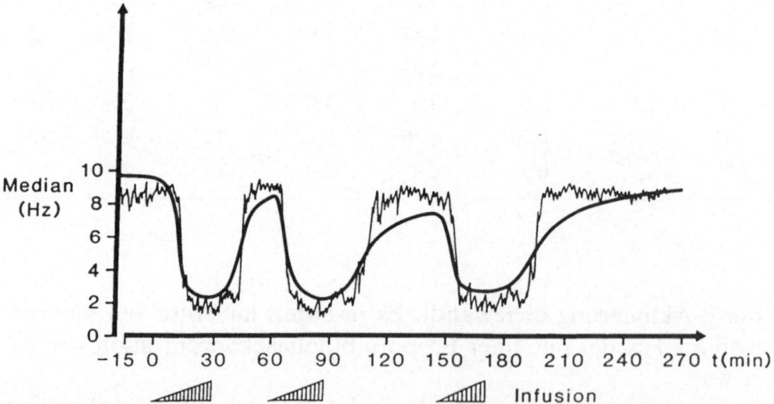


**Abb. 18.** Die mittels pharmakodynamischer Modellbildung bestmögliche Kurvenanpassung (*durchgezogene Linie*) an die gemessenen Medianwerte des Probanden 4. Es wurde die einfache Hill-Gleichung (s. Gl. 2) verwandt

# 6 Totale intravenöse Anästhesie mittels interaktiver Dosierung von Propofol und Alfentanil

## 6.1 Experimentelles Protokoll

Zwanzig Patienten (Alter 18–59 Jahre; Gewicht: 49–91 kg) wurden am Morgen des Operationstages den normalen Narkosevorbereitungen unterzogen. Die Prämedikation bestand aus 1 mg Flunitrazepam das 1 h vor Narkosebeginn oral appliziert wurde. Nach Anlegen einer Venenverweilkanüle im Bereich des Unterarmes und Anbringen des Monitorings (s. 2.3.2) wurden vorab 2 mg Vecuroniumbromid (Norcuron, Organon) intravenös verabreicht. Die Narkoseeinleitung erfolgte durch die kombinierte Infusion von Propofol und Alfentanil. Beide Pharmaka wurden mit mikroprozessorgesteuerten Infusionspumpen appliziert (s. 2.4.3). Zur Narkoseeinleitung wurden in der Regel folgende Blutspiegel vorgegeben: Propofol 2,5 µg/ml und Alfentanil 100 ng/ml. Etwa 1 min nach Infusionsbeginn erfolgte eine weitere Injektion von 3 mg Vecuroniumbromid. Zu diesem Zeitpunkt begann auch die erst assistierte und dann kontrollierte $O_2$-Beatmung über Maske. Die Patienten wurden 3 min nach Infusionsbeginn intubiert und dann mit einem Luft-$O_2$-Gemisch ($F_IO_2 = 0,5$) normoventiliert ($pCO_2 = 35$ mm Hg).

Während der Operation wurden die Alfentanilblutspiegel dem chirurgischen Schmerzniveau interaktiv angepaßt. Die Propofolblutspiegel wurden in der Regel auf dem anfänglich gewählten Plateau von 2,5 µg/ml gehalten. Die Alfentanilinfusion wurde etwa 20 min vor Operationsende abgestellt, die von Propofol bei der letzten Hautnaht. Die postoperative Phase wurde zeitlich exakt erfaßt, wobei bestimmte klinische Zeichen überprüft wurden (s. 2.3.2). Von Infusionsstart an bis 50 min nach Operationsende wurden in 5minütigen Abständen venöse Blutproben (5 ml) zur Konzentrationsbestimmung von Propofol und Alfentanil (s. 2.2) entnommen (30–40 Proben = ca. 200 ml Blut).

## 6.2 Ergebnisse

Die Abbildungen 19 und 20 zeigen exemplarisch den zeitlichen Verlauf der vom Anästhesisten vorgegebenen Pharmakonkonzentrationen von Propofol und Alfentanil sowie die gemessenen Blut- bzw. Plasmaspiegel bei 2 Patienten unter totaler intravenöser Anästhesie. In beiden Fällen konnte die initial gewählten Propofolkonzentrationen von 2,5 µg/ml bis zum Operationsende beibehalten werden. Für Alfentanil wurde anfänglich zur Intubation ein Plasmaspiegel von 100 ng/ml vorgegeben. Bis zum Operationsbeginn wurde die Zufuhr des Opiats

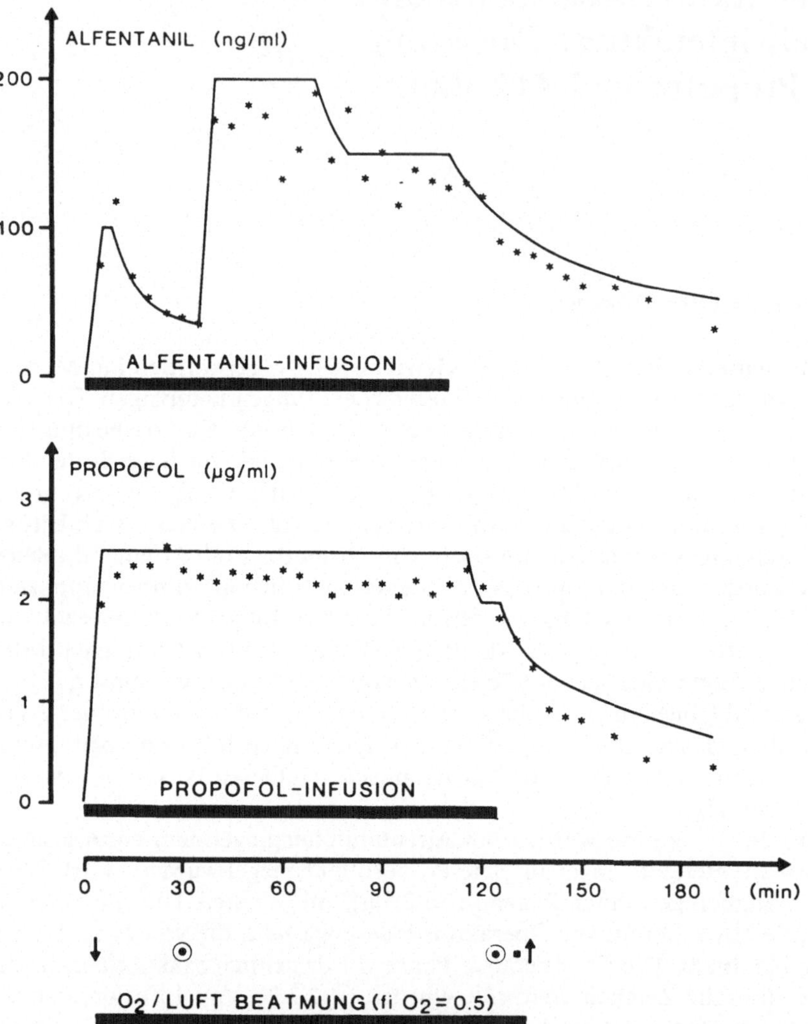



**Abb. 19.** Gewünschter Konzentrationsverlauf (–) und gemessene Propofol- und Alfentanilspiegel (*) bei einem Patienten während totaler intravenöser Anästhesie

gestoppt. Beim Hautschnitt wurde eine Konzentration von 200 ng/ml vorgegeben, die in einem Fall (Abb. 19) auch beibehalten und gegen Ende der Operation sogar gesenkt werden konnte.

Im zweiten Beispiel (Abb. 20) mußte die Alfentanilkonzentration auf 300 ng/ml gesteigert werden, um eine ausreichende Analgesie zu gewährleisten. Auch der Versuch einer Reduktion des vorgewählten Plateaus in der 130. min scheiterte, da die hämodynamische Antwort des Patienten kurze Zeit später auf eine ungenügende Narkosetiefe schließen ließ. Nach Abstellen der Propofolinfusion reagierten beide Patienten sehr schnell auf Kommandos und konnten bei suffi-

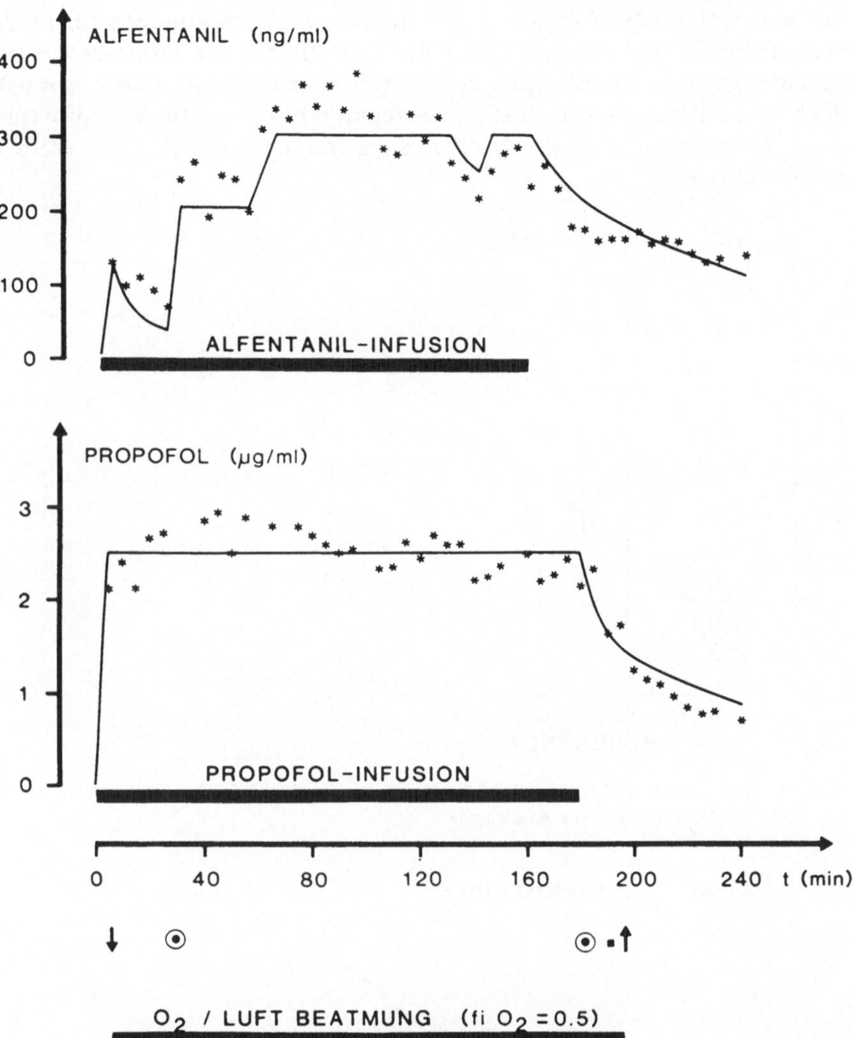



**Abb. 20.** Gewünschter Konzentrationsverlauf (–) und gemessene Propofol- und Alfentanilspiegel (*) bei einem Patienten während totaler intravenöser Anästhesie

zienter Spontanatmung nach ca. 10 min extubiert werden. Nach weiteren 10–15 min waren die Patienten voll orientiert und wiesen einen besonders klaren Bewußtseinszustand auf, der vielfach von einer euphorischen Stimmungslage begleitet wurde.

Die gemessenen Blut- bzw. Plasmaspiegel für Propofol bzw. Alfentanil zeigten in beiden Fällen (Abb. 19 und 20) eine befriedigende Übereinstimmung mit den vom Anästhesisten vorgegebenen Konzentrationsprofilen. Für die Quotieten von m/p (s. 2.4.4) von Propofol und Alfentanil errechnete sich für alle Patienten bei Einbeziehung von 1073 Konzentrationsmessungen Werte von 0,88 ± 0,22 (Propofol) und 1,01 ± 0,28 (Alfentanil). Die Regressionsberechnungen für beide Pharmaka (Abb. 21 und 22) bestätigten, daß das durch die mikroprozessorgesteuerte Infusion gewünschte Blutspiegelprofil prinzipiell erzeugt wurde (p < 0,001), jedoch ist die Präzision (m = 0,86) für Alfentanil besser als für Propofol (m = 0,81), das bei den tatsächlich gemessenen Konzentrationen niedrigere Werte als berechnet aufwies.

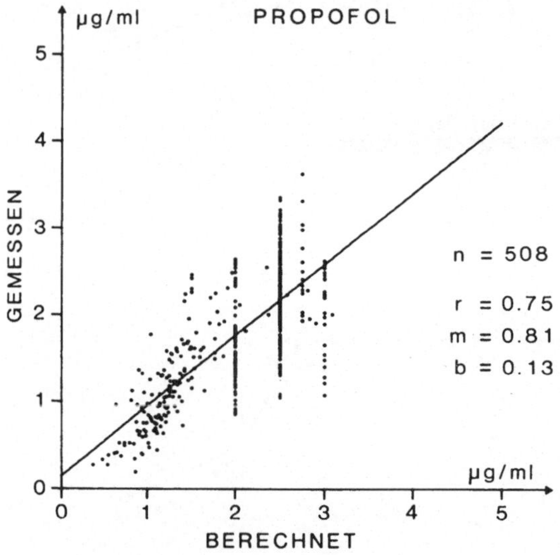


**Abb. 21.** Regressionsanalyse der Verhältnisse m/p für Propofol bei allen Patienten während und nach totaler intravenöser Anästhesie

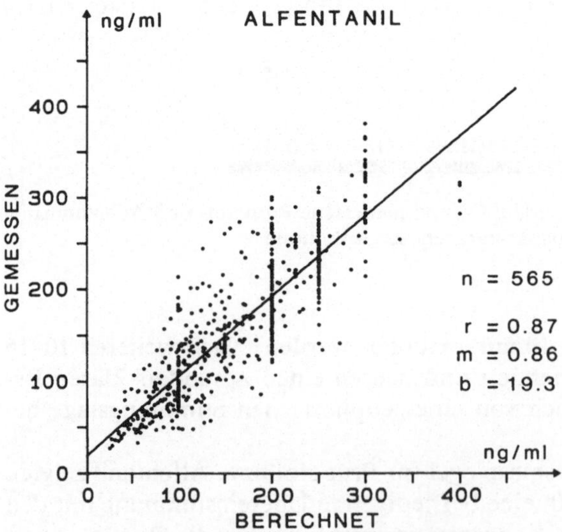


**Abb. 22.** Regressionsanalyse der Verhältnisse m/p für Alfentanil bei allen Patienten während und nach totaler intravenöser Anästhesie

Das hämodynamische Verhalten aller Patienten während der Narkoseeinleitung ist aus Abb. 23 zu entnehmen. Bei keinem Patienten kam es zu einem übermäßigen Blutdruckabfall ($RR_{syst}$ <90 mm Hg oder $RR_{diast}$ <50 mm Hg) oder zu einer ausgeprägten Bradykardie (HF<50 $min^{-1}$). Intra- und postoperativ konnte das hämodynamische Verhalten ebenfalls als stabil bezeichnet werden. Die Op-Dauer betrug 104±43 min. Die Patienten waren 7,9±3,4 min nach OP-Ende wach und konnten im Mittel 4 min später spontan atmend extubiert werden. Die für die Anästhesie relevanten Daten sind in Tabelle 15 zusammengefaßt. Bezüglich der Nebenwirkungen wurde bei keinem der Patienten Nausea, Exzitation oder Injektionsschmerz beobachtet.

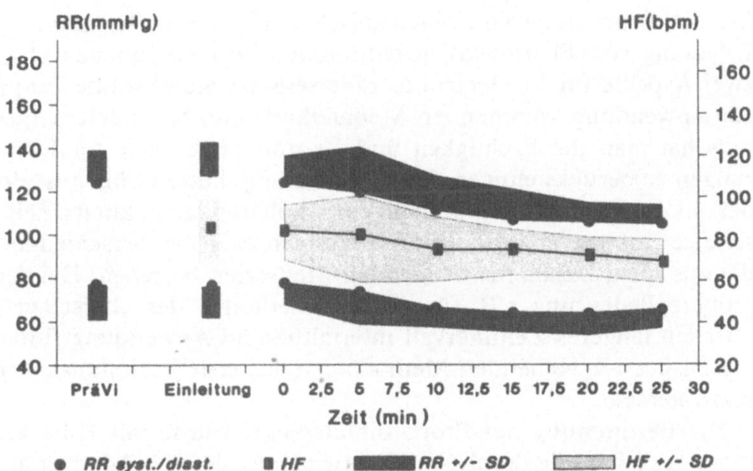


**Abb. 23.** Hämodynamisches Verhalten bei 20 Patienten während Narkoseeinleitung mit Propofol und Alfentanil

**Tabelle 15.** Klinische Daten bei totaler intravenöser Anästhesie mit Propofol und Alfentanil (n = 20)

|  | Propofol | Alfentanil |
|---|---|---|
| Operationsdauer [min] | 104±43 | |
| Infusionsdauer [min] | 131±42 | 112±45 |
|  | c [µg/ml] | c [ng/ml] |
| Maximale therapeutische Konzentration | 2,42±0,43 | 285±72 |
| Minimale therapeutische Konzentration | 2,11±0,45 | 148±56 |
| Wach nach Operationsende [min] | 7,9±3,4 | 1,59±0,34 | 142±45 |
| Extubation nach Operationsende und Spontanatmung [min] | 11,9±3,8 | 1,37±0,31 | 136±41 |
| Gesamtdosis [mg] | | 790,2±222,8 | 15,8±6,8 |

# 7 Diskussion

## 7.1 Analytische und physiologische Methodik sowie Konzeption des Versuchsaufbaus

Bei der Beurteilung von biochemisch analytischen Bestimmungsmethoden zur Erfassung von Pharmakakonzentrationen im menschlichen Organismus stehen zwei Aspekte im Vordergrund. Einerseits ist die absolute Empfindlichkeit der zur Anwendung kommenden Meßmethode von besonderem Interesse, andererseits hat man die Richtigkeit und Reproduzierbarkeit der Konzentrationsmessungen zu berücksichtigen. Bei Abschätzung dieser Größen ist der Fokus entweder auf die Variabilität innerhalb einer kohärenten, in kurzer Zeit erstellten Meßserie gerichtet oder auf die Schwankungen zwischen verschiedenen Datensätzen, die aus nicht zusammenhängenden Meßserien bestehen. Der letzte Aspekt hat größere Bedeutung z. B. für die Meßmethoden der klinischen Biochemie, die über ein längeres Zeitintervall intermittierend Anwendung finden. Für die hier zur Diskussion stehenden Methoden ist das erste Variationskriterium von höherem Interesse.

Die Bestimmung der Propofolblutspiegel wurde mit Hilfe einer HPLC-Methode realisiert, die durch Weiterentwicklung der von Adam et al. 1981 mitgeteilten Analysentechnik [1, 2] aufgebaut wurde. Da es sich bei Propofol um ein noch relativ junges Medikament handelt, ist ein Vergleich zu anderen Bestimmungsmethoden nicht möglich. Die erreichte Empfindlichkeitsgrenze lag mit 1 ng/ml Propofol, bei Aufarbeitung aus 1 ml Blut, um den Faktor 5 unter dem niedrigsten Meßwert der Propofolbolusstudien (Abb. 7). Der Variationskoeffizient der Bestimmungsmethode bewegte sich über dem gesamten erfaßten Konzentrationsbereich von 0,005 bis 10 µ/ml unter 5%.

Die Bestimmung der Alfentanilblutspiegel wurde mit Hilfe eines Radioimmunoassays realisiert, der durch Weiterentwicklung der von Michiels et al. 1983 mitgeteilten Analysentechnik (48) aufgebaut wurde [64]. Die erreichte Empfindlichkeitsgrenze lag bei 0,05 ng/ml Alfentanil, bei Verwendung von 500 µl Plasma. Der Variatioionskoeffizient der Bestimmungsmethode bewegte sich über dem gesamten erfaßten Konzentrationsbereich von 10 bis 500 ng/ml unter 5%.

Zusammenfassend lassen sich die analytischen Bestimmungsmethoden dahingehend dewerten, daß sie für die bearbeiteten Fragestellungen genügend empfindlich und gut reproduzierbar waren.

Bei der Erfassung des pharmakodynamischen Effektes der in der Anästhesie verwendeten Hypnotika werden in der Regel definierte klinische Zeichen, wie z. B. der Schlafeintritt, das Erlöschen und Wiederauftreten des Lidrand- oder

Kornealreflexes, die Reaktion auf Anruf und das Wiedererlangen der Orientierung überprüft [3, 22, 36, 37]. Meistens werden die Untersuchungen an Patients durchgeführt, die sich einem Routineeingriff kurzer Dauer unter Allgemeinnarkose unterziehen müssen. Als Dosierungsstrategie steht die Applikation einer Bolusinjektion im Vordergrund mit unterschiedlicher auf das Körpergewicht bezogener Dosis. Erst in jüngster Zeit nehmen die Untersuchungen, die sich bei der Erfassung der pharmakologischen Wirkung von Hypnotika auf Infusionsapplikation stützen, stetig zu [16, 48, 50, 65, 70, 73, 83]. Dagegen wird vom Prinzip der Probandenuntersuchungen im Bereich der anästhesierelevanten Hypnotika eher selten Gebrauch gemacht [16, 32, 65, 70, 73], obwohl die Arbeitsgruppe um Brodie bereits zu Beginn der 50er Jahre die ersten klinisch-pharmakologischen Untersuchungen im Bereich der Anästhesie mit Thiopental an Probanden durchführte [9–11].

Die Brodie-Gruppe war es auch, die zum ersten Male Blutspiegelmessungen intravenöser Anästhetika durchführte und in Korrelation zu pharmakodynamischen Effekten setzte. Später wurden dann vereinzelt Studien über Thiopental publiziert, in denen das gleiche Verfahren bei Patients reproduziert wurde [6, 21]. Blutspiegelbestimmungen intravenöser Anästhetika und deren Korrelation zu pharmakologischen Effekten bei Probandenuntersuchungen sind erst in den letzten 5 Jahren von einigen Arbeitsgruppen beschrieben worden [16, 32, 65, 70, 73].

In den vorliegenden Untersuchungen wurden zwei prinzipiell unterschiedliche Dosierungskonzepte gewählt, um klinisch-pharmakologische Fragestellungen zu beantworten. Zuerst wurde eine Bolusinjektion appliziert, um erste pharmakokinetische Daten zu gewinnen und einen Überblick über das Wirkungsspektrum zu bekommen.

Mit dem zweiten Dosierungsregime wurden durch eine mikroprozessorgesteuerte Infusionspumpe dreimal linear ansteigende Blutspiegel für Propofol erzeugt, um wiederholt in kurzen Abständen definierte klinische Zeichen zu überprüfen.

Die Wertigkeit der einzelnen Ansätze ist dabei wie folgt zu beurteilen:

Die Bolusinjektion erlaubt nur in begrenztem Umfang eine exakte quantitative Beschreibung der pharmakodynamischen Effekte. Bei den in der Anästhesie benutzten intravenösen Hypnotika erfolgt der Wirkungseintritt innerhalb von 30–60 s. Der Wirkungsverlust wird bei klinisch üblicher Dosis durch den schnellen initialen, durch Verteilung bedingten Blutspiegelabfall bewirkt und erfolgt ebenfalls innerhalb weniger Minuten. Hier ist bei großer Sorgfalt nur eine unzureichende Erfassung und zeitliche Zuordnung der definierten klinischen Zeichen der Narkosetiefe möglich. Eine Korrelation mit pharmakokinetisch berechneten Blutspiegeln ist wegen einer ausgeprägten Variabilität in der Bestimmung der pharmakokinetischen $\alpha$-Phase problematisch und sollte nur zur Schaffung eines groben Überblicks dienen. Ihre unumschränkte Wertigkeit hat die Bolusinjektion zur Ermittlung eines ersten pharmakokinetischen Datensatzes, um damit Dosierungsstrategien konzipieren und überprüfen zu können.

Eine einfache Möglichkeit, die Limitierung der Bolusinjektion bei der quantitativen Erfassung des Wirkungsspektrums von Pharmaka zu umgehen, besteht in der Applikation von Infusionen mit einer festgelegten Infusionsrate. Damit wird bei richtiger Wahl der Infusionsgeschwindigkeit ein Blutspiegelanstieg und -abfall erzeugt, der eine exakte quantitative Erfassung der pharmakodynamischen Effekte erlaubt, wie dies am Beispiel von Ketamin und dessen Isomere gezeigt werden konnte [73, 106].

Limitierend ist jedoch die Tatsache, daß abhängig vom pharmakokinetischen Verhalten der untersuchten Substanz und der gewählten Infusionsgeschwindigkeit ein zu schnelles Ansteigen der Blutspiegel erzeugt werden kann. Andererseits kann wiederum abhängig von dem pharmakokinetischen Profil der untersuchten Substanz ein Konzentrationsverlauf resultieren, der frühzeitig in einen plateauartigen Zustand oder Steady state übergeht und somit die Erfassung der gesamten Spannbreite des zu untersuchenden pharmakodynamischen Effektes unmöglich macht.

Die Überwindung der oben aufgeführten Limitierungen kann durch die Anwendung mikroprozessorgesteuerter Infusionen erreicht werden. Bei Kenntnis der pharmakokinetischen Daten der zu applizierenden Substanz, erlaubt dieses Dosierungskonzept eine interaktive Dosierung, durch die beliebige, durch den Therapeuten vorgegebene, Blutspiegelprofile erzeugt werden können [66, 68, 72, 76, 78, 79, 81, 82].

In den vorliegenden Untersuchungen wurde dieses Instrumentarium eingesetzt, um linear ansteigende Blutspiegel zu generieren. Die vorgegebenen Anstiegsgeschwindigkeiten sollten eine subtile Beobachtung der konsekutiv auftretenden klinischen Zeichen der Anästhetikawirkung ermöglichen. Außerdem sollte eine kontinuierliche Erfassung des pharmakodynamischen Effektes mittels EEG-Analyse gewährleistet sein. Bei Propofol konnte sich die Auswahl eines geeigneten Blutspiegelanstieges nur auf ein limitiertes Informationsangebot stützen. Maßgeblich waren die Erkenntnisse aus der Bolusstudie (Tabelle 4), die das Eintreten des hypnotischen Effektes bei mittleren Blutspiegeln von 1,2–1,6 µg/ml erwarten ließen. Es wurde eine Anstiegsgeschwindigkeit von 0,45 µg/ml/min Propofol im venösen Blut gewählt. Dadurch sollte ein Eintreten der ersten klinischen Zeichen des hypnotischen Effektes nach ca. 5 min gewährleistet sein. Tatsächlich sind die Probanden nach 4±1 min (Tabelle 11) eingeschlafen. Das rasche Eintreten des Propofoleffektes ist wohl in erster Linie auf das unerwartete schnelle Ansteigen der tatsächlich gemessenen venösen Blutspiegel zurückzuführen. Dabei wurden, bedingt durch die veränderten pharmakokinetischen Daten unter Infusionsanwendung, nahezu 2fach höhere Blutspiegel erzielt, als aufgrund der Berechnungen zu erwarten war. Die resultierenden Zeitintervalle gestatteten jedoch eine ausreichend genaue Differenzierung der klinischen Beobachtungen (Tabelle 11). Unter diesem Aspekt kann die erreichte Anstiegsgeschwindigkeit der Propofolblutspiegel als befriedigend betrachtet werden. Optimal wären jedoch weniger steile Anstiegsphasen gewesen, bei denen die tatsächlich erreichten Konzentrationen den Zielvorgaben entsprochen hätten (0,45 µg/ml/min anstatt 0,85 µg/ml/min).

Die durch die mikroprozessorgesteuerte Infusion tatsächlich erzielten Propofolkonzentratinen zeigten eine deutliche Übersteuerung, die sich während der Anstiegsphase in nahezu 2fach höheren Propofolblutspiegeln als erwartet äußerte (Quotient von m/p = 1,74 ± 0,47). Der Blutspiegelabfall zeigte ebenfalls höhere Werte als erwartet (Quotient von m/p = 1,45 ± 0,35). Betrachtet man die

Häufigkeitsverteilung der zur Bildung des Quotienten von m/p verwendeten Datenpaare, so entsteht der Eindruck, daß die in der Bolusstudie generierten pharmakokinetischen Daten nur unvollkommen in der Lage sind, die Verteilungsphase von Propofol zu reflektieren. Werden dagegen die in der Probandeninfusionsstudie gewonnenen pharmakokinetischen Daten (Tabelle 9) zur Infusionssteuerung bei der totalen intravenösen Anästhesie (s. Kap. 6) herangezogen, so zeigt der Vergleich von gemessenen Blutspiegeln mit den vorher gewünschten Konzentrationen (s. 6.2) eine wesentlich bessere Übereinstimmung der gewünschten und gemessenen Blutspiegel (Abb. 21).

Bei Anwendung der mikroprozessorgesteuerten Infusionspumpe konnten ebenfalls für Etomidat [66, 70], Alfentanil [66, 71, 96], Midazolam [42, 43] und Thiopental [79] gute Ergebnisse erzielt werden.

Insgesamt hat die mikroprozessorgesteuerte Infusionskonzeption die an sie gestellten Anforderungen erfüllt. Es wurde in jedem Fall das gewünschte Blutspiegelprofil erreicht, auch wenn es bei der pharmakodynamischen Propofoluntersuchung zu einer Verschiebung der tatsächlich gemessenen Konzentrationen kam, die bei allen Probanden beobachtet wurde. In der klinischen Studie zur totalen intravenösen Anästhesie konnte jedoch durch Optimierung des pharmakokinetischen Parametersatzes eine gute Übereinstimmung mit geringeren Abweichungen erzielt werden.

Bei diesen Überlegungen ist jedoch zu bedenken, daß in die Ermittlung des Quotienten von m/p neben den interindividuellen Schwankungen der pharmakokinetischen Daten auch die Variabilität der Meßmethode, der Blutabnahmetechnik und der Probenvorbereitung eingehen. Unter diesem Blickwinkel ist vor allem der Variationskoeffizient der Verhältnisse von m/p von 20–30% in beiden Untersuchungsgruppen (Probandeninfusionsstudie und totale intravenöse Anästhesie) als befriedigend zu bezeichnen.

Soll das EEG als kontinuierliches quantitatives Maß der Narkosetiefe dienen, so sind an einen aus der Informationsvielfalt des komplexen EEG-Signals zu extrahierenden Parameter folgende Anforderungen zu stellen:

1) Sensitivität,
2) Eindeutigkeit,
3) interindividuelle Stabilität,
4) geringe Artefaktanfälligkeit.

Unter diesen Prämissen zeigt die Prüfung des Medians der EEG-Frequenzverteilung einen Parameter, der – neben seiner Eichunabhängigkeit – aufgrund seiner Definition als äußerst robust gegenüber Ausreißern zu bezeichnen ist, und der zudem wegen Berücksichtigung des gesamten Frequenzbandes eine wichtigen Vorteil gegenüber Frequenzbandparametern besitzt wie z. B. dem 1978 publizierten $\alpha/\delta$-Index [93]. Das Verhalten des Medians war über den gesamten Bereich der erfaßten pharmakodynamischen Wirkung eindeutig. Die statistische Analyse der mit definierten klinischen Zeichen assoziierten Medianwerte ergab, daß der Medianwert der einen von dem der benachbarten Beobachtung hochsignifikant ($p < 0,001$) verschieden war. Ebenfalls soll die gute Reproduzierbarkeit der erhobenen Medianwerte sowie deren gute Korrelation mit den gemessenen Pharmakakonzentrationen hervorgehoben werden, die seine optimale Verwendbarkeit für die pharmakodynamische Modellbildung garantierte. Bei den in dieser Studie durchgeführten Propofoluntersuchungen fällt eine vergleichsweise höhere Variabilität der ermittelten Medianwerte auf, als dies in einer bereits veröffentlichten ähnlichen Studie mit Etomidat der Fall war [70, 80]. Doch ist dabei zu bedenken, daß die Anstiegsgeschwindigkeit der Propofolblutspiegel sehr steil war und daher die subtile Erfassung des mit bestimmten klinischen Zeichen assoziierten Medians erschwert war. Weiterhin muß erwähnt werden, daß die pharmakodynamische EEG-Antwort nicht direkt mit den Blutspiegeln, sondern mit den Biophasekonzentrationen korrelierte.

Ein anderer Parameter, der sich auf das EEG-Powerspektrum stützt, ist die sog. „spectral edge frequency" [51], die bei Untersuchungen zur pharmakodynamischen Modellbildung verschiedener Pharmaka benutzt wurde [92]. Da hier jedoch das 95%-Quantil der EEG-Frequenzverteilung als Bezugspunkt betrachtet wird, ist seine Störanfälligkeit gegenüber Artefakten und Überlagerungen von EEG-Mustern mit niedriger Amplitude und hoher Frequenz ungleich höher.

Bei Ketamin beispielsweise konnte die „spectral edge frequency" aufgrund der letztgenannten Frequenzüberlagerung nicht als Korrelat der pharmakodynamischen Wirkung benutzt werden, da sie unter dem Einfluß ansteigender Ketaminkonzentrationen unverändert blieb [73].

Als weitere Meßmethode zur quantitativen Erfassung des hypnotischen Effektes intravenöser Anästhetika zeigt das von Kugler u. Doenicke inaugurierte Vigilosomnogramm [40] zwar eine gute Übereinstimmung mit den Ergebnissen der Medianfrequenzanalyse [95], doch stellt dieses Maß eine graduelle Klassifikation dar und eignet sich somit schlecht für eine pharmakokinetisch/-dynamische Modellbildung. Weiterhin erfordert die EEG-Auswertung in Form von Vigilosomnogrammen einen hohen zeitlichen und personellen Aufwand. Er läßt außerdem keine On-line-Analyse zu.

In der vorliegenden Arbeit konnten die eingangs an einen EEG-Parameter gestellten Forderungen durch den Median der EEG-Frequenzverteilung befriedigend erfüllt werden.


## 7.2 Pharmakokinetische Modellbildung

Die Verwendung des in dieser Arbeit benutzten pharmakokinetischen offenen 2K- bzw. 3K-Modells ist an das Vorliegen einer linearen Kinetik gebunden. Die Ergebnisse der durchgeführten pharmakokinetischen Modellbildung ergaben keinen Anhalt für die Existenz einer nichtlinearen Kinetik. Dieser Befund ist im Einklang mit der Tatsache zu sehen, daß alle für die Erzielung einer Narkose benutzten Pharmaka im üblichen therapeutischen Dosisbereich einer linearen Kinetik gehorchen. Einzig für die ultrahochdosierte Thiopentaltherapie zur hirnprotektiven Behandlung bei Ischämie und gesteigertem Hirndruck wurde bisher ein Übergehen in eine nichtlineare Pharmakokinetik berichtet [88], jedoch lagen die applizierten Dosen um das 50- bis 100fache über den sonst zur Narkoseeinleitung üblichen Mengen.

Kann man die eingangs genannten Forderungen als zufriedenstellend erfüllt betrachten, so bleibt die Frage nach der optimalen Struktur des zu wählenden pharmakokinetischen Modells offen [98, 104]. Geht man davon aus, daß sich der Blutspiegelverlauf nach einer Bolusinjektion (Abb. 7) durch einen polyexponentiellen Ausdruck (Gleichung 1) beschreiben läßt, so erlaubt dieser mathematisch-empirische Ansatz nur wenige Schlußfolgerungen. Es lassen sich globale Modelle konstruieren, die ohne differenzierte Strukturierung durch die Systemparameter Verteilungsvolumen, totale Clearance und der daraus resultierenden Halbwertzeit definiert sind.

Komplexe physiologische Modelle [47], die den Blutfluß einzelner Organe berücksichtigen, sind an aufwendige Versuchsanordnungen gebunden und lassen sich nur im Tierversuch verwirklichen [59].

Als praktikabler Kompormiß zwischen der mathematischen Beschreibung der Blutspiegelkurve und den aufwendigen physiologischen Modellen hat sich vielfach die Anwendung von Kompartimentmodellen durchgesetzt [26, 103]. Dabei wird häufig der Frage nach der optimalen Anzahl von Kompartimenten, die zur adäquaten Beschreibung der Blutspiegelkurve notwendig sind, große Bedeutung beigemessen. Diese Frage läßt sich reich statistisch aus den Ergebnissen der nichtlinearen Regressionsberechnungen der Fitprozeduren beantworten. Strittig ist hier wiederum die Auswahl des optimalen Kriteriums, wobei jedoch dem sog. Schwarz-Kriterium [74] oder dem F-Test nach Boxenbaum [8] Vorzüge eingeräumt werden [84].

Neben der rein statistischen Betrachtungsweise sollte als Entscheidungskriterium auch die Frage nach Praktikabilität und Anwendungsbereich für das gewählte Modell gestellt werden. Einen ersten Schritt in diese Richtung zeigte Dost in seinem schon 1968 vorgeschlagenen Verhältnis der mit einem weiteren Kompartiment assoziierten Transferkonstanten [18], das bei sinnvoller Differenzierbarkeit eines weiteren Kompartimentes einen Faktor von mindestens 2,5 aufweisen soll.

Die Frage nach dem Anwendungsbereich der gewonnenen pharmakokinetischen Daten muß ebenfalls Eingang in die Entscheidung finden, welches Kompartimentmodell Anwendung finden sollte. So ist bei der Entwicklung von Dosierungskonzepten, die sich mit der Applikation von z. B. Herzglykosiden über Wochen und Monate befassen, andere Gesichtspunkte zu berücksichtigen, als bei der Anwendung eines intravenösen Anästhetikums über eine Dauer von 3–4 h bei einer Routinenarkose. Für den Bereich der Anästhesie scheint unter diesen Gesichtspunkten die Verwendung eines offenen 2K-Modells den Anforderungen, die an Dosierungskonzepte für Narkosezwecke zu stellen sind, gerecht zu werden. Will man dagegen Propofol in der Langzeitanwendung z. B. zur Dauersedierung von Intensivpatienten benutzen, so sollte man zur Errechnung von Infusionsschemata die Daten des 3K-Modells zugrundelegen.

Unabhängig von der zur pharmakokinetischen Analyse verwendeten Modellvorstellung sind bei Propofol die hohe Eliminationsrate und das extrem große Gesamtverteilungsvolumen von herausragender Bedeutung für die Beendigung der pharmakologischen Wirkung. Das an die Inhalationsanästhesie erinnernde hohe Verteilungsvolumen bewirkt auch noch nach längerer Propofolzufuhr ein rasches, durch Verteilung in die peripheren Körpergewebe bedingtes Abfallen der Blutspiegel und eine damit verbundene schnelle Beendigung des Effekts. Dabei wirkt die hohe totale Clearance von ca. 2 l/min als unterstützender Faktor. Ein Vergleich von Thiopental und Propofol (Abb. 24 und 25) zeigt deutliche pharmakokinetisch bedingte Vorteile für Propofol mit kürzeren Nachwirkzeiten bei gleicher hypothetischer Dosissteigerung.

Bei Verwendung der in dieser Arbeit für Propofol ermittelten mittleren pharmakokinetischen Modellparameter nach Bolusinjektion resultieren gemessene Propofolblutspiegel, die im Mittel um den Faktor 1,5–1,7 zu hoch lagen (Tabelle 9). Vergleicht man die aus der Bolusinjektion (Tabelle 2) stammenden pharmakokinetischen Daten mit denen, die in der Infusionsstudie errechnet wurden (Tabelle 9), so ergibt sich folgendes Bild: Die Verteilungsvorgänge in der Initialphase nach Propofolapplikation laufen mit so hoher Geschwindigkeit ab, daß ihre Erfassung nach einer Bolusinjektion auch bei kurzen Blutabnahmeintervallen nahezu unmöglich ist. Es resultiert ein unvollkommenes Bild der Verteilung, mit einem größeren initialen Verteilungsvolumen ($V_1$) als tatsächlich vorhanden. Dieser Umstand führt bei nahezu identischen Transferkonstanten $k_{12}$ zu den in der Infusionsstudie beobachteten überhöhten Konzentrationen. Da die Daten für die Clearance ($Cl_{tot}$), ebenso wie die Gesamtverteilungsvolumina ($V_{darea}$) nur geringe Unterschiede aufweisen, liegen nach abgeschlossener Verteilungsphase nahezu identische Werte für die Zielkonzentrationen und gemessene Blutspiegel vor. Durch dieses Beispiel konnte gezeigt werden, daß die gewählte Dosierungsform, ein bisher relativ wenig beachtetes Element, für die Ermittlung von pharmakokinetischen Daten entscheidende Bedeutung haben kann.

Das allgemein anerkannte Boluskonzept zur Ermittlung kinetischer Daten kann somit bei entsprechendem pharmakokinetischem Verhalten des untersuchten Pharmakons eine nur unvollkommene Reflexion der tatsächlich ablaufenden Verteilungsvorgänge wiedergeben.

Hier leistet die Applikation per infusionem deutlich bessere Dienste, wie bei Verwendung der pharmakokinetischen Daten aus der Probandeninfusionsstudie (Kap. 5) für die klinische Praxis im Rahmen der totalen intravenösen Anästhesie (Kap. 6) gezeigt wurde.

Darüberhinaus läßt die Beurteilung der arteriell ermittelten pharmakokinetischen Daten weitere Rückschlüsse zu (Tabelle 10). Eine erneute Reduzierung des zentralen Verteilungsvolumens ($V_1$) läßt darauf schließen, daß bei Verwendung veröser Blutspiegel scheinbar eine Sättigung der peripheren Gewebe wie z. B. der Muskeln zu berücksichtigen ist, deren mengenmäßige Erfassung aus der arterio-venösen Konzentrationsdifferenz und regionalem Blutfluß bestimmt werden könnte. Weiterhin muß berücksichtigt werden, daß sowohl bei Bolusinjektion in der frühen Phase nach Applikation als auch bei Infusionsapplikationen zwei konkurrierende Mechanismen den Verlauf der Blutspiegel bestimmen. Zum einen findet eine Durchmischung in der systemischen Zirkulation statt, und zum anderen setzt gleichzeitig die Verteilung aus dem zentralen Kompartiment, das die systemische Zirkulation einschließt, in das periphere Kompartiment ein. Da beide Vorgänge nicht sicher differenzierbar sind, ist die Bestimmung der α-Phase immer nur annähernd genau möglich.

Abschließend sei bemerkt, daß die Variabilität pharmakokinetischer Daten vielfach auch auf technische Faktoren zurückzuführen ist, die deren Bestim-

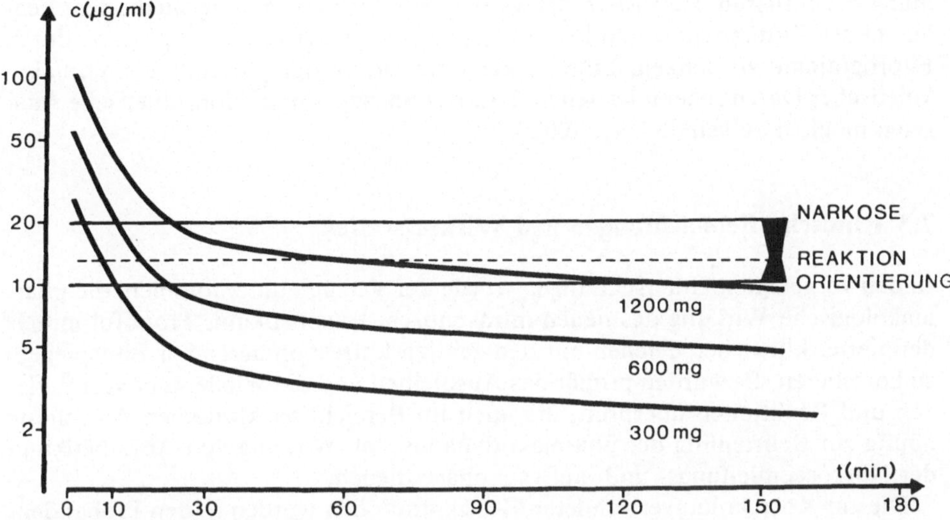



**Abb. 24.** Vergleichende Darstellung der Konzentrationsverläufe von Thiopental bei kumulativer Dosierung am Beispiel der Bolusinjektion

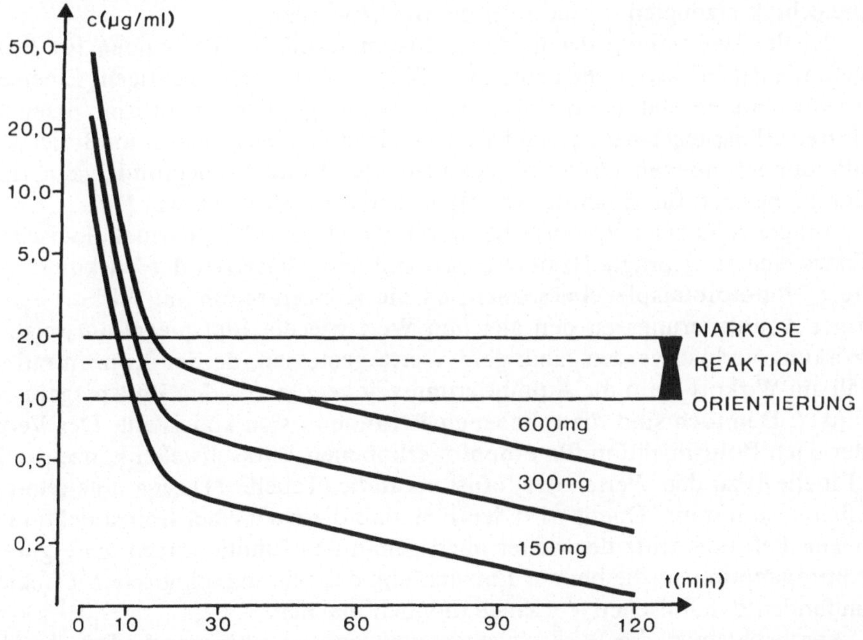



**Abb. 25.** Vergleichende Darstellung der Blutspiegelverläufe von Propofol bei kumulativer Dosierung am Beispiel der Bolusinjektion

mung beeinflussen. Hier ist an Schwankungen der Bestimmungsmethoden, Fehler bei den Blutabnahmen und Fehlinterpretationen der Kurvenanpassung durch Fitprogramme zu denken. Eine exakte Erarbeitung der Variabilität pharmakokinetischer Daten scheint letztendlich nur durch sog. populationskinetische Analysen möglich zu sein [85, 91, 100].

## 7.3 Klinische Beobachtungen und Wirkschwellen

In den vorgelegten Untersuchungen wurde der Versuch unternommen, die pharmakologische Wirkung des neuen intravenösen Anästhetikums Propofol mittels definierter klinischer Zeichen mit den zeitlich korrespondierenden Blutspiegeln zu korrelieren. Es wurden primär das Ausbleiben und die Wiederkehr von Reflexen und Reaktionen überprüft, die auch im Bereich der klinischen Anästhesie häufig zur Beurteilung der pharmakodynamischen Wirkung von Anästhetika in der Narkoseeinleitungs- und -aufwachphase dienen.

Die zur Korrelation verwendeten Konzentrationen wurden in den Probandenuntersuchungen nach Bolusinjektion (Kap. 3) durch pharmakokinetische Modellbildung berechnet. Durch dieses Verfahren konnte sichergestellt werden, daß zu den Zeitpunkten der jeweiligen Beobachtung ein korrespondierender Konzentrationswert zur Verfügung stand. Durch dieses Verfahren konnten darüber hinaus in den gemessenen Blutspiegeln die durch Meßmethode und Blutabnahmetechnik erzeugten Variationen minimiert werden.

Bei der Beurteilung der in den Infusionsstudie bei Probanden für Propofol gefundenen Wirkschwellen sind zwei Faktoren zu berücksichtigen. Einerseits ist zu konstatieren, daß die mittels mikroprozessorgesteuerter Infusion erzeugten linearen Blutspiegelanstiege steiler als erwartet ausfielen. Darin muß die Variabilität der gefundenen Wirkschwellen (Tabelle 11 und 12) begründet sein, die größer als bei den für Etomidat veröffentlichten Ergebnissen war [70].

Andererseits zeigt Propofol bei der Entwicklung des pharmakologischen Effektes eine ausgeprägte Hysterese, d.h. mit dem Einsetzen der Wirkung sind höhere Propofolblutspiegel assoziiert, da die Konzentration am Wirkort erst nach einer Äqulibrierungszeit den gleichen Wert wie die Blutspiegel aufweist. Beim Wirkungsverlust werden niedrigere Werte gemessen, da der Konzentrationsabfall am Wirkort – um die Äqulibrierungszeit verzögert – den Blutspiegeln „nachhinkt". Dennoch sind die erhobenen Befunde in sich konsistent. Der Vergleich der nach Bolusinjektion für Propofol erhobenen Wirkschwellenkonzentrationen (Tabelle 4) zu den Werten der Infusionsstudie (Tabelle 11) zeigt eine relativ gute Übereinstimmung. Damit wird deutlich, daß die nach einer Bolusinjektion erhobenen Befunde, trotz der weiter oben genannten Limitierungen, eine gute erste Approximation an die bei der Entwicklung des pharmakologischen Effektes ablaufenden dynamischen Vorgänge möglich machen.

Vergleicht man die Wirkschwellen der venösen Blutspiegel (Tabelle 11) mit denen der arteriellen (Tabelle 12), so wird bei Betrachtung der Absolutwerte deutlich, daß die Größenordnungen nahezu identisch sind und keine signifikanten Unterschiede zwischen arteriellen und venösen Blutspiegeln, bezogen auf den jeweiligen Effekt, bestehen.

Auffällig ist jedoch die Tatsache, daß sich von Zyklus zu Zyklus die *venösen* Propofolblutspiegel bei den entsprechenden klinischen Zeichen z. T. signifikant unterscheiden. Bei diesen Unterschieden ist eine Tendenz zu höheren Konzentrationen von Zyklus zu Zyklus zu beobachten, d. h. um das zweite Einschlafen der Probanden sicherzustellen, sind höhere Propofolkonzentrationen notwendig als beim ersten Einschlafen usw.. Dieses Phänomen wird als „akute Toleranz" bezeichnet und ist im Bereich der intravenösen Anästhetika zuerst für Thiopental beschrieben worden [6, 10, 21]. Durch weitere Untersuchungen zu dieser Fragestellung [44] ist in den letzten Jahren eine heftige Diskussion über Ursache und Bedeutung der „akuten Toleranz" entstanden. Durch neuere Studien [4, 5] verdichtet sich die Vermutung, daß es sich wahrscheinlich bei der akuten Toleranz der intravenösen Anästhetika um ein methodisch-technisches Artefakt handelt. Unterschiede in den arteriellen und peripher-venösen Blutspiegeln, die von Barrat erstmals für Thiopental mitgeteilt wurden [4], scheinen die Ursache für dieses Phänomen zu sein.

Dabei repräsentieren die arteriellen Blutspiegel eher die Konzentrationen im Gehirn als die periphervenös bestimmten Blutspiegel. Bei den letzteren scheinen Sättigungsmechanismen der peripheren Gewebe einen nicht zu vernachlässigenden Faktor darzustellen. Sieht man in diesem Zusammenhang die Ergebnisse der Wirkschwellenuntersuchungen für Propofol, bei denen sowohl arterielle als auch periphervenöse Blutspiegel zur Korrelation herangezogen wurden (Tabellen 11 und 12), so kann das Phänomen der „akuten Toleranz" mit hoher Wahrscheinlichkeit als technisch-methodisches Artefakt identifiziert werden. Diese Erklärungsmöglichkeit findet ebenfalls durch eine mit Etomidat durchgeführte Studie [70, 80] Unterstützung, wo zur Klärung dieser Fragestellung eine besondere Modellbildung („input-output modelling") durchgeführt wurde.

## 7.4 Pharmakodynamische Modellbildung

Pharmakodynamische Modelle stellen eine Beziehung zwischen dem klinisch quantitativ erfaßbaren pharmakologischen Effekt und der Konzentration am Wirkort her. Da diese Beziehung bei nahezu allen Pharmaka nichtlinear ist, muß nach einer Funktion gesucht werden, die der Nichtlinearität des Systems gerecht wird. In dieser Arbeit wurde zu diesem Zweck die sog. Hill-Gleichung [30, 41] benutzt. Diese Gleichung beschreibt den Konzentrations-Effekt-Verlauf in Form einer sigmoiden Kurve (Abb. 4), d. h. bei geringen Konzentrationen wird kein Effekt bewirkt. Steigen die Konzentrationen am Wirkort an, so setzt über einen bestimmten Bereich eine Verstärkung des gemessenen Effektes ein, der dann linear von der Konzentration des Pharmakons am Wirkort abhängig ist. Ab einer bestimmten Konzentration ist dann jedoch keine Steigerung des Effekts mehr möglich (sog. ‚ceiling'), die Konzentrations-Wirkungs-Kurve nähert sich asymptotisch dem maximal möglichen Effekt. Das kann bei Pharmaka, die eine Depression der Atmung bewirken, wie z. B. Fentanyl, ein Atemstillstand sein [90]. Bei nichtdepolarisierenden Muskelrelaxanzien wie Pancuronium oder Vecuronium besteht der maximale Effekt in einer kompletten neuromuskulären Blockade, die durch die kompetitive Verdrängung des Acetylcholins von der muskulären Endplatte [20, 105] bewirkt wird.

Bei dem in dieser Arbeit untersuchten intravenösen Anästhetikum besteht die kontinuierlich meßbare Wirkung in einer Verlangsamung der EEG-Grundfrequenz, die monoparametrisch durch den Median der EEG-Frequenzverteilung reflektiert wird. Sind hohe Konzentrationen am Wirkort im ZNS erreicht, so geht das EEG über Burst-supression-Muster in eine isoelektrische Linie über, dem eigentlich maximal möglichen Effekt. Da Burst-suppression-Perioden als diskontinuierliches Ereignis nicht von dem Median erfaßt werden können, wurde durch die hier benutzte Modellbildung der maximale Effekt in einer Verlangsamung der Medianfrequenz bis auf 0,5 Hz betrachtet.

Die sigmoide Hill-Gleichung konnte die individuellen Konzentrations-Effekt-Beziehungen adäquat beschreiben. Im Gegensatz zu Untersuchungen bei Ketamin und dessen Isomeren [73, 106] sowie bei Etomidat [70, 80] konnten für die pharmakodynamische Modellbildung die Blutspiegel jedoch nicht direkt mit den Konzentrationen am Wirkort gleichgesetzt werden. Dieses Vorgehen ist immer dann gerechtfertigt, wenn es zu keinen zeitlichen Verzögerungen beim Eintritt des Effektes kommt.

Liegt dagegen eine Hysterese vor, wie bei Propofol, so muß die Konzentration am Wirkort durch die Konstruktion eines sog. Biphase- oder Effektkompartimentes ermittelt werden. Da das Biphasekompartiment durch sein geringes Volumen nicht aus dem Blutspiegelverlauf identifiziert werden kann, erfolgt die Berechnung seines Konzentrationsverlaufes durch Minimierung der Hysterese. Dazu erfolgte eine kombinierte pharmakokinetisch/-dynamische Modellbildung, wie sie erstmals 1978 durch Hull [33] für Pancuronium beschrieben wurde.

Eine vergleichende Darstellung der bisher für Etomidat [80], Ketamin [73] und Thiopental [32] ermittelten Konzentrations-Wirkungs-Kurven wird in Abb. 26 wiedergegeben. Der in den Einzeluntersuchungen dargestellte inverse Verlauf der Kurven wurde hier umgekehrt und die maximale Verlangsamung der Medianfrequenz ($E_{max}$) in eine 100%ige Suppression der EEG-Aktivität umgerechnet. Aus den Konzentrationen, die einen halbmaximalen Effekt bewirken ($C_{50}$), wurde die hyptnotische Potenz der einzelnen Pharmaka ermittelt, wobei Thiopental die Bezugsgröße 1 darstellt. Die ermittelten Verhältnisse geben direkt die am Wirkort notwendigen Konzentrationen wieder. Es ist auf diese Weise sichergestellt, daß pharmakokinetische Einflüsse, die beim Vergleich von Dosis-Wirkungs-Kurven diskutiert werden müssen, bei Festlegung der hypnotischen Potenz außer acht gelassen werden können.

Vergleicht man beispielsweise die zur Erzielung einer adäquaten Narkoseeinleitung notwendige Bolusdosis der gezeigten Medikamente, so resultiert ein von den pharmakodynamisch ermittelten Daten abweichendes Verhältnis der pharmakologischen Potenzen von 25:3,3:2,5:1 (20 mg Etomidat, 150 mg Ketamin (Racemat), 200 mg Propofol, 500 mg Thipental).

Neben der Konstruktion eines kombinierten pharmakodynamischen Modells zur Beantwortung von Problemstellungen der Isomerpharmakologie, wie am Beispiel des Ketamins bereits mitgeteilt [73, 106], können komplexe pharmakodynamische Modell auch zur Beschreibung nichtsigmoider Konzentrations-Wirkungs-Kurven benutzt werden.

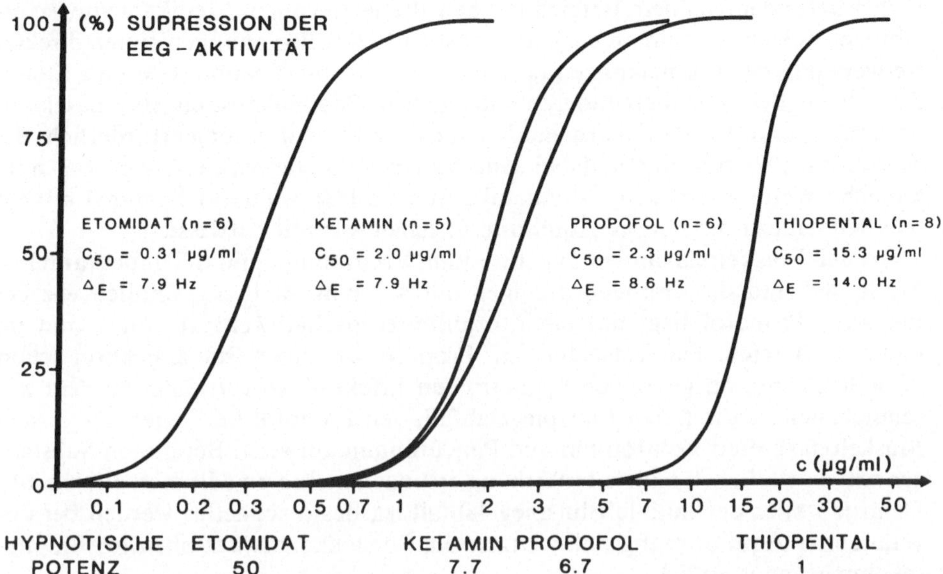


**Abb. 26.** Vergleichende Darstellung der Konzentrations-Wirkungs-Beziehungen von Etomidat [80], Ketamin [73], Propofol und Thiopental [32]

Dieses Konzept wurde bei zwei Probanden der Propofolinfusionsstudie zur Anwendung gebracht. Bei diesen Fällen wurde im EEG kurz nach Einsetzen der Wirkung und beim Wirkungsverlust eine ausgeprägte β-Aktivierung beobachtet (Abb. 14). Dies führte beim Verlauf des pharmakodynamischen Parameters zu einer initialen Glockenkurve, die dann bei höheren Konzentrationen in ein sigmoides Verhalten überwechselte. Die Kopplung zweier Hill-Gleichungen, von denen die eine den initialen Anstieg des Medians bei niedrigen Propofolblutspiegeln und die zweite das Absinken des Medians bei höheren Konzentrationen selektiv erfaßt, konnte in beiden Fällen eine befriedigende Übereinstimmung des pharmakodynamisch berechneten mit dem tatsächlichen Medianverlauf herbeiführen. Es ist also nicht erforderlich, bei einem biphasischen Verhalten der Konzentrations-Wirkungs-Kurve den ersten glockenförmigen Anteil der Kurve aus der pharmakodynamischen Modellbildung auszuschließen, wie dies von Hudson et al. [32] in einem ähnlich Fall für Thiopental praktiziert wurde.

Bei den für Propofol ermittelten pharmakodynamischen Daten sind beim Vergleich der Resultate aus der Modellbildung mit venösen Blutspiegeln (Tabelle 13) zu der mit arteriellen Konzentrationen (Tabelle 14) keine Unterschiede feststellbar. Die Modellparameter der Hill-Gleichung sind nahezu identisch. Unterschiedlich ist jedoch die Äquilibrierungskonstante ($k_{eo}$) für das Biophasekompartiment. Eine größere Äquilibrierungshalbwertzeit ($t_{1/2}k_{eo}$) resultiert aus der Zugrundelegung arterieller Blutspiegel. Dieses Resultat reflektiert die stärker ausgeprägten Hystereseschleifen der arteriellen Datensätze (Abb. 16 und 17).

Setzt man die in dieser Arbeit ermittelten Befunde der pharmakodynamischen Modellbildung für Propofol in Beziehung zu den bisher in der Literatur mitgeteilten Befunden aus dem Bereich der anästhesierelevanten Medikamente, so ergibt sich folgendes Bild: Konzentrations-Wirkungs-Beziehungen unter direkter Verwendung der Plasmakonzentrationen sind nur mit Ketamin [73] und Etomidat [80] möglich. Bei allen anderen untersuchten Pharmaka ist ein Biophasekompartiment zur optimalen pharmakodynamischen Modellbildung erforderlich. Bei Thiopental [92] resultieren dabei Äquilibrierungshalbwertzeiten von 1–2 min, ähnliche Werte wurden für Alfentanil gefunden [83], während Fentanyl mit 6,4 min [83] nahezu die längste Äquilibrierungshalbwertzeit aufweist.

Bei den Muskelrelaxantien Pancuronium, Vecuronium und d-Tubocurarin [33, 34, 86, 89] sind die Größenordnungen mit 4–7 min für $t_{1/2}k_{eo}$ ähnlich wie bei Fentanyl. Propofol liegt mit einer Äquilibrierungshalbwertzeit von 3 min im mittleren Bereich. Die Tatsache, daß Propofol bei einer Bolusinjektion schon nach 30 s einen ausgeprägten hypnotischen Effekt hervorruft, liegt an dem wesentlich steileren initialen Blutspiegelabfall, den Propofol im Gegensatz zu den Muskelrelaxantien Vecuronium und Pancuronium aufweist. Bei diesen Substanzen tritt eine klinisch relevante Wirkung erst nach mehreren Minuten auf [52, 61]. Denn je steiler der initiale Blutspiegelabfall ist, desto schneller werden bei unveränderter Äqulibrierungshalbwertzeit die Spitzenkonzentrationen im Biophasekompartiment erreicht.

Die klinischen Implikationen der für Propofol beobachteten Hysterese sind in Abb. 27 dargestellt. Eine relativ geringe Dosis von 1 mg/kg Propofol würde bei

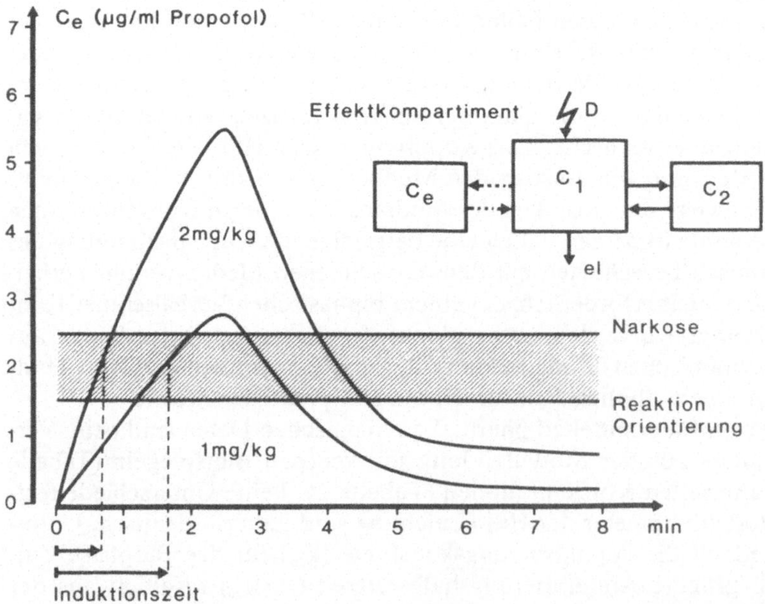


**Abb. 27.** Der theoretische Konzentrationsverlauf von Propofol im Effektkompartiment nach unterschiedlichen Bolusdosierungen ($D$ Dosis, $c_1$ Konzentration im zentralen Kompartiment, $c_2$ Konzentration im peripheren Kompartiment, $c_e$ Konzentration im Effektkompartiment, $el$ Eliminationskonstante)

50% der Patienten einen äußerst kurzen hypnotischen Effekt von etwa 2–3 min hervorrufen, wobei allerdings mit einer Anschlagzeit von knapp 2 min gerechnet werden muß. Bei einer Verdopplung der Dosis auf 2 mg/kg Propofol würde sich die Induktionszeit auf etwa 30–40 s verkürzen und der Effekt bestünde für ca. 4 min. Eine noch kürzere Narkoseeinleitung könnte mit 3 mg/kg Propofol erreicht werden, jedoch muß man dann mit erheblichen hämodynamischen Nebenwirkungen (Blutdruckabfall) rechnen.

## 7.5 Klinische Dosierung im Rahmen der totalen intravenösen Anästhesie

Will man die Resultate der vorgelegten Untersuchungen zur Entwicklung von Dosierungsstrategien für die klinische Anästhesie nutzen, so bieten sich unterschiedliche Möglichkeiten für den praktischen Einsatz. Einerseits lassen sich aus dem Wirkschwellenkonzept Vorgaben ableiten, die in der klinischen Anwendung verwirklicht werden können. Andererseits können die Konzentrations-Wirkungs-Kurven dazu benutzt werden, um einen vorher bestimmten Effekt präzise einzustellen. Die in dieser Arbeit entwickelte Konzeption eignet sich besonders zur Planung von Dosierungsstrategien für ein neues, am Beginn der klinischen Prüfung stehendes, Medikament wie Propofol. Bringt man die Ergebnisse der pharmakodynamischen Modellbildung zur Anwendung, so bietet sich die $c_{50}$ von etwa 2,5 µg/ml an, um eine Dosierung für den klinischen Einsatz zu planen, die eine Kombination mit z. B. Alfentanil zur Durchführung einer totalen intravenösen Anästhesie vorsieht. Die ermittelten Wirkschwellenkonzentrationen der vorgelegten Untersuchungen lassen darüberhinaus Vorhersagen zu, wann mit dem Aufwachen der Patienten zu rechnen ist und zu welchem Zeitpunkt die Orientierung wiedererlangt sein wird. So zeigt eine Computersimulation (Abb. 28) mit den pharmakokinetischen und -dynamischen Kenndaten von Propofol, Etomidat und Thiopental einen erheblichen Vorteil für Propofol, bezogen auf die Aufwachphase nach einer 3stündigen Infusionsdauer.

Eine Überprüfung der für Propofol ermittelten pharmakokinetischen und -dynamischen Daten bei klinischen Narkosen am Beispiel der totalen intravenösen Anästhesie zeigte, daß die Voraussagen zutrafen und die gewünschten Blutspiegel das berechnete Profil aufwiesen.

Bei nahezu allen Patienten der klinischen Studie konnte der anfänglich gewählte Propofolblutspiegel beibehalten werden. Eine vereinzelt versuchte intraoperative Senkung der Propofolkonzentrationen wurde in der Regel von einer unzureichenden Narkosetiefe gefolgt. Somit scheint das pharmakodynamische $c_{50}$-Konzept zur Erzielung einer adäquaten hypnotischen Wirkung im Rahmen der totalen intravenösen Anästhesie seine Bestätigung gefunden zu haben. Dies konnte in gleicher Weise auch schon für Etomidat gezeigt werden [66, 70, 80].

Anders liegen die Verhältnisse für Alfentanil. Die analgetische Komponente der Narkose hat sich der wechselnden Schmerzintensität in größerem Maße anzupassen. Will man nämlich mit potenten Opioidanalgetika alternativ durch ein konstantes Blutspiegelplateau einen Steady state erreichen, so muß man solch hohe Blutspiegel einstellen, die auch die stärksten Schmerzreize abdecken. Damit erfolgt jedoch für den größten Teil der Narkose eine Überdosierung, die zu

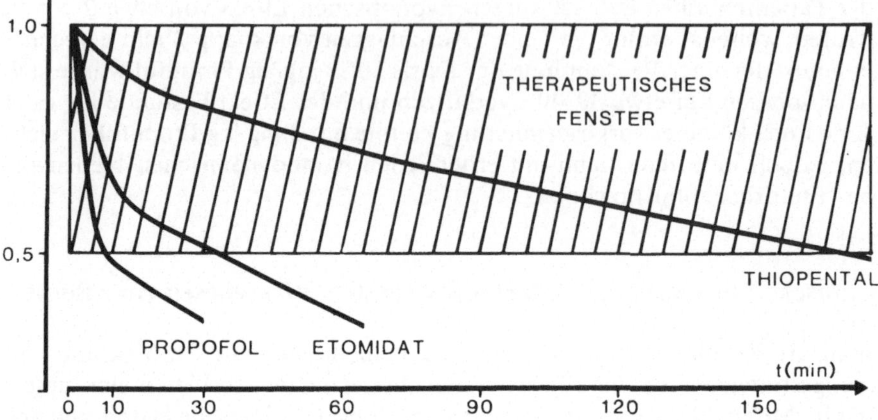


**Abb. 28.** Simulation für den Blutspiegelabfall vom therapeutischen Optimum auf das therapeutische Minimum (normiert auf 1,0 und 0,5) nach einer 3stündigen Infusion von Propofol, Etomidat und Thiopental

erheblichen Problemen in der postoperativen Phase führen kann [71, 72, 93, 96], wobei hier auch das relativ kurzwirksame Alfentanil keine Ausnahme macht [71, 72].

In diesem Zusammenhang kommt der interaktiven Dosierung mittels mikroprozessorgesteuerten Infusionspumpen eine besondere Bedeutung zu.

Durch diese Strategie läßt sich der Blutspiegl des Analgetikums direkt an das erforderliche Schmerzniveau anpassen, und es gelingt somit eine Begrenzung der Gesamtdosis auf das absolut Erforderliche. So garantiert die in der klinischen Studie erreichte durchschnittliche Alfentanilgesamtdosis von 15,8 ± 6,8 mg für eine Infusionsdauer von 112 ± 45 min ein rasches Wiedereinsetzen der Spontanatmung und Extubationszeiten von etwa 10 min postoperativ bei Alfentanilplasmaspiegeln von 142 ± 45 ng/ml. Die gemessenen Plasmakonzentrationen von Alfentanil zeigten ebenfalls eine gute Übereinstimmung mit den vorherberechneten Werten. Eine klinisch relevante pharmakokinetische Interaktion zwischen Propofol und Alfentanil, wie sie bei Etomidat und Fentanyl bekannt ist [67], konnte somit weitgehend ausgeschlossen werden.

Vom klinischen Verlauf konnte das praktizierte Narkoseverfahren als sehr gut bezeichnet werden. Es kam zu keinen negativen Begleiteffekten. Die Narkoseeinleitung verlief glatt und schonend. Es kam weder zu Exzitationen noch zu ausgeprägten hämodynamischen Effekten im Sinne ausgeprägter Blutdruckabfälle. Im Gegensatz zu der Bolusstudie bei Patienten (Kap. 4), die in 35% der Fälle über Injektionsmissempfindungen klagten, wurden in der Gruppe mit totaler intravenöser Anästhesie in keinem Fall Injektionsschmerzen beim Start der Propofolinfusion angegeben. Dies könnte neben den als Infusionszugang meist benutzten Unterarmvenen auch auf die gleichzeitige Applikation von Alfentanil zurückgeführt werden. Intraoperativ war eine gute Steuerung der Narkosetiefe möglich. Die interaktive mikroprozessorgesteuerte Alfentanilapplikation ermöglichte eine individuell an den Bedarf des einzelnen Patienten angepaßte Dosierung. Die Propofolinfusion konnte meist bei dem initial gewählten Blutspiegel von 2,5 µg/ml Propofol beibehalten werden. Nur in wenigen Fällen war eine Erhöhung auf 3,0 µg/ml notwendig.

Nach Abstellen der Propofolinfusion wachten die Patienten innerhalb von 10 min auf und konnten wenige Minuten später extubiert werden. Im Aufwachraum beobachtete man ausgesprochen wache und bewußtseinsklare Patienten, die vielfach eine euphorische Stimmungslage aufwiesen. Die analgetische Restwirkung des Alfentanils machte die Applikation von zusätzlichen Analgetika in der postoperativen Phase unnötig. Keiner der untersuchten Patienten klagte über Nausea. Eine verzögerte Atemdepression trat bei den untersuchten Patienten ebenfalls nicht auf. Es sollte jedoch im Sinne der Patientensicherheit in der frühen postoperativen Phase eine ausreichend lange Überwachung im Aufwachraum gewährleistet sein.

Diese Beobachtungen stimmen im Hinblick auf Propofol mit den bisher vorliegenden Erfahrungen überein [36, 37, 38, 53, 99].

Abschließend kann das in dieser Untersuchung erprobte pharmakokinetisch/ -dynamisch begründete totale intravenöse Narkoseverfahren mit Propofol und Alfentanil klinisch als akzeptabel bezeichnet werden. Vom Grad der Steuerbarkeit ist diese Anästhesiemethode durchaus vergleichbar mit z. B. einer Inhalationsnarkose mit Isofluran. Die Verbreitung der Methode hängt maßgeblich von der Entwicklung anwenderfreundlicher mikroprozessorgesteuerter Infusionspumpen und deren Akzeptanz durch den klinisch tätigen Anästhesisten ab.

# 8 Zusammenfassung und Dosierungsempfehlungen

In dieser Arbeit wurde der Versuch unternommen, das intravenöse Anästhetikum Propofol durch pharmakokinetisch/-dynamische Modellbildung in seinen spezifischen Wirkungen auf das zentrale Nervensystem quantifizierend zu erfassen. Die Modellbildung sollte den zeitlichen Verlauf der Wirkung in Abhängigkeit von den Blutspiegeln in ihrem nichtlinearen Zusammenhang bei verschiedenen Dosierungsstrategien beschreiben.

Als pharmakodynamischer Parameter zur Quantifizierung der hypnotischen Wirkung des untersuchten Pharmakons wurde der Median der EEG-Frequenzverteilung benutzt. Dieser Parameter reflektiert die komplexe Informationsvielfalt des EEG-Signals als ein Maß, das die Häufigkeitsverteilung des EEG-Powerspektrums in zwei gleiche Flächen unterteilt. Der Median zeigte in allen Untersuchungen ein in sich konsistentes Verhalten. Im Wachzustand lag der Median bei 8–10 Hz. Ein tiefer hyptnotischer Effekt wurde durch Werte von 1–2 Hz angezeigt. Als Grenzwert, der den Beginn des Aufwachstadiums ankündigte, kristallisierte sich ein Median von 5 Hz heraus.

Bei Probanden wurden mit einer mikroprozessorgesteuerten Infusionspumpe dreimal linear ansteigende Propofolblutspiegel erzeugt. Der resultierende hypnotische Effekt wurde kontinuierlich durch die EEG-Aufzeichnung registriert und auf Magnetband gespeichert. Außerdem wurden definierte klinische Zeichen der Narkosetiefe wie Reaktionslosigkeit auf lauten Anruf und Erlöschen bzw. Wiederkehr von Lidrand- und Kornealreflex überprüft. Bei jedem Probanden erfolgten drei intermittierende Infusionszyklen. Die Pharmakonzufuhr wurde unterbrochen, wenn im EEG Burst-suppression-Muster auftraten. Die Infusion wurde dann erneut gestartet, wenn die Probanden wieder örtlich und zeitlich orientiert waren. Sowohl während der gesamten Untersuchung, als auch über mehrere Stunden im Anschluß daran erfolgten Blutabnahmen zur Bestimmung der Pharmakonkonzentrationen.

Da die Anwendung der mikroprozessorgesteuerten Infusion die Kenntnis des pharmakokinetischen Verhaltens des zu infundierenden Medikamentes voraussetzt, wurde das pharmakokinetische Profil von Propofol durch Bolusinjektion von 200 mg bei 8 Probanden ermittelt. Vergleichend wurden 8 Patienten mit Bolusinjektion von 160 mg Propofol untersucht.

Die aus den Untersuchungen resultierenden Konzentrationsverläufe der einzelnen Probanden und Patienten wurden mittels nichtlinearer Regressionsanalyse ausgewertet und durch die Summe mehrerer Exponentialfunktionen beschrieben. Die Interpretation erfolgte nach dem pharmakokinetischen offenen 2K- bzw. 3K-Modell.

Es wurden vier Datensätze analysiert: Der Konzentrationsabfall nach Bolusinjektion bei Probanden und Patienten, sowie die Konzentrationsverläufe aus den simultan entnommenen arteriellen und venösen Blutproben der Infusionsstudie bei Probanden. Nach Bolusinjektion errechnete sich bei Zugrundelegung eines 2K-Modells ein zentrales Verteilungsvolumen von im Mittel 61 l, ein Gesamtverteilungsvolumen von 293 l, eine totale Clearance von 2635 ml/min und eine Eliminationshalbwertzeit von 77 min. Bei Zugrundelegung eines 3K-Modells errechnete sich ein zentrales Verteilungsvolumen von im Mittel 50 l, ein Gesamtverteilungsvolumen von 1298 l, eine totale Clearance von 2240 ml/min und eine Eliminationshalbwertzeit von 445 min. Die pharmakokinetischen Datensätze der untersuchten Patienten wiesen bei beiden Modellansätzen keine signifikanten Unterschiede zu den Probanden auf.

Die Analyse der venösen Blutspiegel von Propofol während der Infusionsstudie zeigten im Vergleich zu der Bolusstudie ein reduziertes zentrales Verteilungsvolumen von im Mittel 26 l, das Gesamtverteilungsvolumen betrug 209 l, die totale Clearance 1876 ml/min und die Eliminationshalbwertzeit 82 min. Die pharmakokinetische Analyse der arteriellen Blutspiegel ergab ein nochmals reduziertes zentrales Verteilungsvolumen von im Mittel 12 l, das Gesamtverteilungsvolumen betrug 153 l, die totale Clearance 1889 ml/min und die Eliminationshalbwertzeit 63 min.

Die bei der mikroprozessorgesteuerten Infusionsstrategie von Propofol angestrebten Plasmaspiegel wurden prinzipiell zwar erreicht, doch wurden die venösen Zielkonzentrationen um den Faktor $1{,}74 \pm 0{,}47$ überschritten. Die Abweichungen resultierten aus der Fehlbestimmung der Verteilungsvolumina des 2K-Modells nach der Bolusinjektion. Scheinbar ist das Verteilungsverhalten von Propofol so schnell, daß es aus dem Blutspiegelverlauf nach Bolusinjektion nur ungenügend analysiert werden kann.

Für Propofol lag die aus den venösen Blutspiegeln ermittelte Wirkschwelle für den hypnotischen Effekt im Mittel bei 1,8 µg/ml. Ein Vergleich der ermittelten Konzentrationen für identische klinische Beobachtungen in den drei aufeinanderfolgenden Infusionszyklen von Propofol ließ ein kontinuierliches Ansteigen der Konzentrationen von einem zum anderen Zyklus erkennen.

Dieses, auch als „akute Toleranz" bezeichnete Phänomen, konnte bei Beurteilung der ermittelten Wirkschwellen aus den arteriellen Blutspiegeln von Propofol nicht reproduziert werden. Es wird daraus gefolgert, daß das auch für andere intravenöse Hypnotika bekannte Phänomen der „akuten Toleranz" durch technische Aspekte des für die Blutspiegelbestimmungen gewählten Abnahmeortes (arteriell vs. peripher-venös) zu erklären ist.

Die in den einzelnen Probandenuntersuchungen ermittelten Verläufe der Medianfrequenz wurden durch pharmakodynamische Modellbildung mit den korrespondierenden Blutspiegeln korreliert. Der sigmoide Verlauf der Konzentrations-Wirkungs-Kurven wurde mittels nichtlinearer Regressionsanalyse durch eine oder mehrere Hill-Gleichungen beschrieben.

Für Propofol ergab die Korrelation der Medianwerte mit den korrespondierenen Blutspiegeln eine ausgeprägte Hysterese, d.h. bei ansteigenden Blutspiegeln trat der pharmakodynamische Effekt erst mit erheblicher Verzögerung ein und ließ bei abfallenden Blutspiegeln auch mit Verzögerung wieder nach. Durch die Einbeziehung eines sog. Biophasekompartimentes, dessen Konzentrationen mit den Blutspiegeln über die Zeitkonstante $k_{eo}$ äquilibriert werden, konnte die Hysterese minimiert werden. Die Äquilibrierungshalbwertzeiten betrugen bei Verwendung der venösen Blutspiegel im Mittel 2,9 min und bei den arteriellen Blutspiegeln 4,8 min. Nahezu identische Werte für die arteriellen und venösen Datensätze resultierten für $E_{max}$ (8,4 bzw. 8,6 Hz) und die $c_{50}$ Werte, deren Konzentrationen im Biophasekompartiment bei 2,18 bzw. 2,26 µg/ml lagen.

Setzt man die in der vorliegenden Arbeit ermittelten Konzentrations-Wirkungs-Beziehung von Propofol zu den bereits bekannten pharmakodynamischen Daten von Thiopental, Ketamin und Etomidat in Beziehung, so ergeben sich daraus für die hypnotische Potenz folgende Werte: Thiopental = 1, Propofol = 6,7, Ketamin (Racemat) = 7,7 und Etomidat = 50.

Im abschließenden Teil der Arbeit wird am Beispiel der totalen intravenösen Anästhesie mit Propofol und Alfentanil bei 20 Patienten gezeigt, wie die aus der pharmakokinetisch/-dynamischen Modellbildung gewonnenen Daten dazu benutzt werden können, praktikable Dosierungsstrategien für die klinische Anästhesie zu entwickeln.

Eine Überprüfung der für Propofol ermittelten pharmakokinetischen und -dynamischen Daten zeigte, daß die Voraussagen zutrafen und die gewünschten Blutspiegel das berechnete Profil aufwiesen. Das pharmakodynamische $c_{50}$-Konzept, mit einem Blutspiegel von 2,5 µg/ml für Propofol, zur Erzielung eines adäquaten hypnotischen Effekts in Kombination mit dem Opioid-Analgetikum Alfentanil, wurde bestätigt.

Für Alfentanil wurde dagegen der hohe Stellenwert der interaktiven Dosierung deutlich. Eine Anpassung der Alfentanilplasmakonzentrationen an die wechselnde Schmerzintensität des operativen Eingriffes, erlaubte eine sparsame Gesamtdosierung des Opiats, was zu einer sicheren postoperativen Phase beitrug. Mit dem Einsatz von mikroprozessorgesteuerten Infusionspumpen, die in der durchgeführten klinischen Studie ihre Validität bewiesen, konnte ein hoher Grad von Narkosesteuerung erzielt werden. Betrachtet man den guten klinischen Verlauf und die geringe Rate von unerwünschten Wirkungen scheint mit der Kombination von Propofol und Alfentanil für die totale intravenöse Anästhesie zum jetzigen Zeitpunkt ein Optimum erreicht zu sein.

Für die klinische Routinepraxis lassen sich abschließend aus den Ergebnissen dieser Arbeit folgende Erkenntnisse ableiten:

## 1. Bolusapplikation

Propofol eignet sich wegen seiner schnellen Metabolisierung und der raschen Verteilung in ein extrem großes Verteilungsvolumen von über 1000 l hervorragend für operative und diagnostische Kurzeingriffe, vor allem bei ambulanten Patienten. Der Hystereseeffekt dieses intravenösen Anästhetikums zeigt sich in einem geringfügig verzögerten Wirkungseintritt bei einer Dosierung von 2 mg/kg Propofol. Dies sollte jedoch nicht dazu verleiten, die Einleitungsphase durch Dosissteigerung auf etwa 3 mg/kg zu verkürzen. Unerwünschte Nebenwirkungen im Sinne ausgeprägter Blutdruckabfälle sind dann relativ häufig zu beobachten. Die Narkoseeinleitung sollte vielmehr mit 2 mg/kg (bzw. 150 mg bei 70 ± 15 kg Gesamtkörpergewicht) Propofol erfolgen und bei Bedarf mit repetitiven Bolusinjektionen von 20 mg titrierend vertieft bzw. verlängert werden. Bei Patienten mit vorangeschrittenem Lebensalter sollte Propofol sehr vorsichtig dosiert werden. Die Einleitungsdosis sollte ab dem 60. Lebensjahr 1 mg/kg Propofol nicht überschreiten, die Wirkung ist danach mit Repetitionsdosen von 10 mg zu titrieren.

## 2. Infusionsapplikation

Werden Eingriffe von mehr als 15 min durchgeführt, so sollte Propofol per infusionem verabreicht werden. Eine Initialdosis von 2 mg/kg kann durch eine Infusionsrate von 10 mg/min (60 ml/h; 1%ige Emulsion) gefolgt werden. Nach 60 min sollte eine Reduktion der Infusionsrate auf 6 mg/min (36 ml/h) erfolgen, um eine unnötig lange Nachschlafphase zu vermeiden. Bei diesem Prozedere ist mit einem Aufwachen der Patienten innerhalb von 5–10 min nach Abstellen der Infusionspumpe zu rechnen.

Einen schonenden hämodynamischen Verlauf der Narkoseeinleitungsphase garantieren computergesteuerte Infusionspumpen, da sie die unnötig hohen Spitzenspiegel der sonst üblichen Einleitungs- oder Sättigungsboli vermeiden. Bis zur Einführung dieser intelligenten Infusionspumpen können daran adaptierte relativ einfache Infusionsschemata, wie das in Abb. 29 gezeigte, eine hämodynamisch weitgehend stabile Einleitungsphase sicherstellen.

Die empfohlenen Dosierungen beziehen sich auf die gleichzeitige Anwendung von analgtisch wirksamen Substanzen. Hier kann Propofol mit Fentanyl oder Alfentanil kombiniert werden. Bei relativ kurzen Eingriffen mit einer Gesamtdauer von ca. 30 min genügt eine repetitive Bolusdosierung von jeweils 1 mg Alfentanil bzw. 0,1 mg Fentanyl.

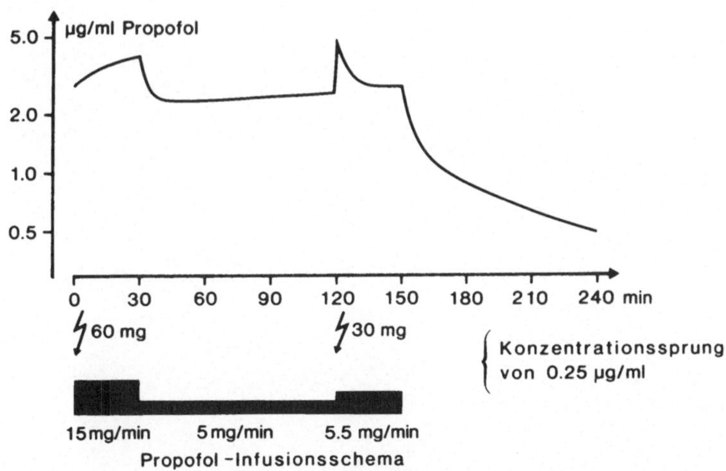


**Abb. 29.** Dosierungsschema zur schnellen Erzielung therapeutischer Propofolblutspiegel unter Vermeidung unnötig hoher Spitzenkonzentrationen. Eine Vertiefung des Effekts kann durch Erhöhung der Erhaltungsinfusionsrate mit konsekutiver Bolusinjektion erreicht werden

Bei längeren Eingriffen (z. B. in der Neurochirurgie) sollten beide Opiate ebenfalls per infusionem verabreicht werden: Fentanyl mit einer Sättigungsdosis von 0,5-0,7 mg und einer Erhaltungsinfusionsrate von 0,005 mg/min (6 ml/h) und Alfentanil mit einer Sättigungsdosis von 10 mg über 10-30 min und einer Erhaltungsinfusion von 0,1-0,15 mg/min (12-18 ml/h).

Bei Alfentanil kann eine interaktive Narkoseführung bei insgesamt niedrigerer Erhaltungsinfusionsrate (6-12 ml/h = 0,05-0,1 mg/min) durch vereinzelte Bolusinjektionen von 1 mg bei stärkeren nozizeptiven Stimuli erzielt werden. Die Opiatinfusion sollte etwa 30 min vor OP-Ende abgestellt werden, um eine unnötig lange postoperative Atemdepression zu vermeiden.

Diese opioidspezifische Nebenwirkung kann vermieden werden, wenn man sich die analgetische Wirkung von Ketamin zunutze macht, das darüberhinaus in Kombination mit Propofol den Vorteil einer hämodynamisch sicheren Einleitungsphase gerantiert. In Kombination mit der Induktionsdosis von Propofol erfolgt eine Ketamininjektion von 0,5 mg/kg, an die sich eine Erhaltungsinfusion von 1-2 mg/min Ketamin anschließt, die bis etwa 30 min vor OP-Ende beibehalten wird. Bei Bedarf kann die Narkose bei stärkeren Schmerzreizen durch repetitive Bolusinjektion von 0,25-0,5 mg/kg Ketamin vertieft werden. Die klinische Erfahrung zeigt, daß bei diesen Ketamindosierungen in Kombination mit Propofol keine psychomimetischen Nebenwirkungen zu verzeichnen sind und die ketaminspezifische initiale Steigerung der Hämodynamik abgeschwächt wird.

# Literaturverzeichnis


1. Adam HK, Douglas EJ, Plummer GF, Cosgrove MB (1981) Estimation of ICI 35,868 (Diprivan) in blood by high- performance liquid chromatography, following coupling with Gibbs' reagent. J. Chromatogr 223:232–237
2. Adam HK, Briggs LP, Bahar M, Douglas EJ, Dundee JW (1983) Pharmacokinetic evaluation of ICI 35868 in man. Br J Anaesth 55:97–103
3. Bahar M, Dundee JW, O'Neill MPO, Briggs LP, Moore J, Merret JD (1982) Recovery from intravenous anaesthesia. Anaesthesia 37:1171–1175
4. Barrat R, Graham GG, Torda TA (1984) The influence of sampling site upon the distribution phase kinetics of thiopentone. Anaesth Intensive Care 12:5–9
5. Barratt RL, Graham GG, Torda TA (1984) Kinetics of thiopentone in relation to the site of sampling. Br J Anaesth 56:1385–1391
6. Becker KE Jr (1878) Plasma levels of thiopental necessary for anesthesia. Anesthesiology 45:656–660
7. Bickford RG (1950) Automated electroencephalographic control of general anesthesia. Electroencephalogr Clin Neurophysiol 2:93–96
8. Boxenbaum HG, Riegelmann S, Elashoff RM (1974) Statistical estimations in pharmacokinetics. J Pharmacokinet Biopharm 2:123–148
9. Brodie BB, Mark LC, Papper EM, Lief PA, Bernstein E, Rovenstine EA (1950) The fate of thiopental in man and a method for its estimation in biological material. J Pharmacol Exp Ther 98:75–96
10. Brodie BB, Mark LC, Lief PA (1951) Acute tolerance to thiopoental. J Pharmacol Exp Ther 102:215–218
11. Brodie BB, Bernstein E, Mark LC (1952) The role of body fat in limiting the duration of action of thiopental. J Pharmacol Exp Ther 105:421–426
12. Chapman CR, Saeger LC (1985) The use of evoked potentials in the assessment of analgesia states. In: Stoeckel H (ed) Quantitating, modelling and control in anaesthesia. Thieme, Stuttgart New York, pp 106–121
13. Cooley H, Tuckey J (1965) An algorithm for machine computation of complex Fourier series. Math Comp 19:297–301
14. Dengler HJ (1970) Pharmacological and clinical significance of pharmacokinetics. Schattauer, Stuttgart
15. Dengler HJ (1972) 1. Grundlagen der Pharmakokinetik. Verh Dtsch Ges Pathol 56:4–19
16. Doenicke A, Löffler B, Kugler J, Suttmann H, Grote B (1982) Plasma concentration and EEG after various regimens of etomidate. Br J Anaesth 54:393–400
17. Dost FH (1953) Der Blutspiegel. Thieme, Stuttgart
18. Dost FH (1968) Grundlagen der Pharmakokinetik. Thieme, Stuttgart
19. Dowell DG (1978) Monitoring the brain. Anaesthesia 49:117–123
20. Dreyer F (1981) 2. Molekulare Grundlagen der neuromuskulären Blockade. In: Buzello W (Hrsg) Muskelrelaxantien. Neuere Konzepte ihrer Pharmakologie und klinischen Anwendung. Thieme, Stuttgart New York (Intensivmed Notfallmed Anästhesiol, Bd 30, S 15–34)
21. Dundee JW, Price HL, Dripps RD (1956) Acute tolerance to thiopentone in man. Br J Anaesth 28:344–352
22. Dundee JW, Hassard TH, McGowan WAW, Henshaw J (1983) The "induction" dose of thiopentone. Anaesthesia 37:478–482

23. Fechner R, Salzmann R (1985) Klinische Anwendung der arteriellen Druckmessung. Anästh Intensivmed 26:386-391
24. Forth, W, Henschler D, Rummel W (Hrsg) ([4]1983) Allgemeine und spezielle Pharmakologie und Toxikologie. Bibliographisches Institut, Mannheim Wien Zürich
25. Gibaldi M, Perrier D (1975) Pharmacokinetics. Dekker, New York
26. Gibaldi M, Perrier D (1982) Pharmocokinetics, 2nd rev. and exp. edn. Dekker, New York
27. Gladtke E, Hattingberg HM von (1973) Pharmakokinetik. Springer, Berlin Heidelberg New York
28. Glen JB, Hunter SC (1984) Pharmacology of an emulsion formulation of ICI 35868. Br J Anaesth 56:617-626
29. Göthert M, Wendt J (1977) Inhibition of adrenal medullary catecholamine sekretion by enflurane. Anesthesiology 46:403
30. Hill AV (1910) The possible effects of the aggregation of the molecules of haemoglobin on its dissociation curves. J Physiol (Lond) 40:iv-vii
31. Holford NHG, Sheiner LB (1981) Understanding the dose-effect relationship: Clinical application of pharmacokinetic - pharmacodynamic models. Clin Pharmacokinet 6:429-453
32. Hudson RJ, Stanski DR, Saidman LJ, Meathe E (1983) A model for studying depth of anaesthesia and acute tolerance to thiopental. Anesthesiology 59:301-308
33. Hull CJ (1985) Pharmacodynamic modelling of neuromuscular blockade. In: Stoeckel H (ed) Quantitating, modelling and control in anaesthesia. Thieme, Stuttgart New York, S 152-159
34. Hull CJ, Beem HBH van, McLeod K, Watson MJ (1978) A pharmacodynamic model of pancuronium. Br J Anaesth 50:1113-1123
35. Jasper HH (1958) Report of the committee on methods of clinical examination in electroencephalography. Encephalogr Clin Neurophysiol 10:370-384
36. Jones DF (1982) Recovery from day-case anaesthesia: comparison of a further four techniques including use of the new induction agent diprivan. Br J Anaesth 54:629-633
37. Kay B, Stephenson DK (1981) Dose-response relationship for disoprofol (ICI 35868; diprivan). Anaesthesia 36:863-867
38. Kay NH, Sear JW, Uppington J, Cockshott ID, Douglas EJ (1986) Disposition of propofol in patients undergoing surgery. A comparison in men and women. Br J Anaesth 58:1075-1079
39. Kollegium Biomathematik NW (Hrsg) (1976) Biomethematik für Mediziner. Springer, Berlin Heidelberg New York (Heidelberger Taschenbücher, Bd 164)
40. Kugler J, Doenicke A, Laub M (1977) The EEG after etomidate. In: Doenicke A (Hrsg) Etomidat. Springer, Berlin Heidelberg New York, S 31-48 (Anaesthesiologie und Wiederbelebung, Bd 106)
41. Langley JN (1905) On the reaction of cells and of nerve-endings to certain posions, chiefly as regards the reaction of striated muscle to nicotine and to curare. J Physiol (Lond) 33:374-413
42. Lauven PM, Stoeckel H, Schwilden H, Schüttler J (1981) Klinische Pharmakokinetik von Midazolam, Flunitrazepam und Diazepam. Anästh Intensivther Notfallmed 16:135-142
43. Lauven PM, Stoeckel H, Schwilden H (1982) Ein pharmakokinetisch begründetes Infusionsmodell für Midazolam. Eine mikroprozessorgesteuerte Applikationsform zur Erreichung konstanter Plasmaspiegel. Anaesthesist 31:15-20
44. Lauven PM, Stoeckel H, Schwilden H, Schüttler J (1985) Applications of pharmacokinetic concepts in clinical anaesthesia. In: Stoeckel H (ed) Quantitating, modelling and control in anaesthesia. Thieme, Stuttgart New York, pp 41-53
45. Marquardt DW (1963) An algorithm for least-squares estimation of nonlinear parameters. J Soc Ind Appl Math 11:431-441
46. Martin JT, Faulconer A, Bickford RG (1959) Electroencephalography in anesthesia. Anaesthesia 20:359
47. Mather LE, Runciman WB (1985) The physiological basis of pharmacokinetics: Concepts and tools. In: Stoeckel H (ed) Quantitating, modelling and control in anaesthesia. Thieme, Stuttgart New York, pp 12-39

48. Michiels M, Hendriks R, Heykants J (1983) Radioimmunoassay of the new opiate analgesics alfentanil and sufentanil. Pharmacokinetic profile in man. J Pharm Pharmacol 35:86–93

49. Miller RD (1985) Measurement of the pharmakodynamic response to to neuromuscular blocking agents. In: Stoeckel H (ed) Quantitating, modelling and control in anaesthesia. Thieme, Stuttgart New York, pp 123–128

50. Prys-Roberts C, Sear J, Adam HK (1981) Pharmacokinetics of continous infusions of althesin, minaxolone and ICI 35868 to supplement nitrous oxide anaesthesia in man. Br J Anaesth 53:115P

51. Rampli IJ, Sasse FJ, Smith NT, Hoff BH, Fleming DC (1980) Spectral edge frequency – new correlate of anesthetic depth. Anesthesiology 53:S12

52. Ramzan MI, Somogyi AA, Shanks CA, Triggs EJ (1981) Clinical pharmacokinetics of the non-depolarizing muscle relaxants. Clin Pharmacokinet 6:25–60

53. Riegler R, Neumark J, Spiss CK, Draxler V (1986) Vorläufige klinische Erfahrungen mit Propofol (Diprivan®)-Kurznarkosen. Anästh Intensivmed 27:112–115

54. Roizen MF, Horrigan RW, Frazer BM (1981) Anesthetic dose blocking adrenergic (stress) and cardiovascular responses to incision- MAC BAR. Anesthesiology 54:390–398

55. Rossum JM van (1966) Die Pharmakon-Rezeptor-Theorie als Grundlage der Wirkung von Arzneimitteln. Möglichkeiten und Beschränkungen. Arzneimittelforsch 16:1412–1426

56. Rossum JM van (1968) Drug-receptor theories. In: Robson JM, Stacey RS (eds) Recent advances in pharmacology. Churchill, London, pp 99–103

57. Rossum JM van (1985) Concentration-effect relationships in isolated organs and intact organisms. In: Stoeckel H (ed) Quantitating, modelling and control in anaesthesia. Thieme, Stuttgart New York, pp 180–181

58. Rowland M, Tozer TN (1980) Clinical pharmacokinetics. Concepts and applications. Lea & Febiger, Philadelphia

59. Runcimann WB, Mather LE, Ilsey AH, Carapetis RJ, McLean CF (1984) A sheep preparation for studying interactions between blood flow and drug disposition. II: Experimental applications. Br J Anaesth 56:1117–1129

60. Sachs L (1976) Statistische Methoden. Springer, Berlin Heidelberg New York

61. Sahn YJ, Bencini A, Scaf AHJ, Kersten UW, Gregaretti S, Agoston S (1982) Pharmacokinetics of vecuronium in man. Anesthesiology 60:A256

62. Schüttler, J, Stoeckel H (1982) Alfentanil (R 39209) ein neues kurzwirkendes Opioid. Pharmakokinetik und erste klinische Erfahrungen. Anaesthesist 31:10–14

63. Schüttler J, Stoeckel H (1985) Quantification of stress under surgery and anaesthesia by hormonal and metabolic parameters. In: Stoeckel H (ed) Quantitating, modelling and control in anaesthesia. Thieme, Stuttgart New York, pp 134–146

64. Schüttler J, White PF (1984) Optimization of the radioimmunoassays for measuring fentanyl and alfentanil in human serum. Anesthesiology 61:315–320

65. Schüttler J, Stoeckel H, Wilms M, Schwilden H, Lauven PM (1980) Ein pharmakokinetisch begründetes Infusionsmodell für Etomidat zur Aufrechterhaltung von steady-state Plasmaspiegeln. Anaesthesist 29:662–666

66. Schüttler J, Schwilden H, Stoeckel H (1983) Pharmacokinetics as applied to total intravenous anaesthesia: Practical implications. Anaesthesia [Suppl] 38:53–56

67. Schüttler J, Wilms M, Stoeckel H, Schwilden H, Lauven KPM (1983) Pharmacokinetic interaction of etomidate and fentanyl. Anesthesiology 59:A247

68. Schüttler J, Stoeckel H, Schwilden H (1985) Clinical experience with interactive rate control of intravenous anaesthesia. In: Prescott LF, Nimmo WS (eds) Rate control in drug therapy. Churchill Livingstone, New York Edinburgh London Melbourne, pp 232–236

69. Schüttler J, Stoeckel H, Schwilden H, Lauven PM (1985) Pharmacokinetic and pharmacodynamic data for control of anaesthesia. Hypnotic drugs. In: Stoeckel H (ed) Quantitating, modelling and control in anaesthesia. Thieme, Stuttgart New York, p 209

70. Schüttler J, Schwilden H, Stoeckel H (1985) Infusion strategies to investigate the pharmacokinetics and pharmacodynamics of hypnotic drugs: etomidate as an example. Eur J Anaesth 2:133–142

71. Schüttler J, Stoeckel H, Schwilden H, Lauven PM (1986) Pharmakokinetisch begründete Infusionsmodelle für die Narkoseführung mit Alfentanil. In: Doenicke A (Hrsg) Alfentanil – ein neues kurzwirkendes Opioid. Springer, Berlin Heidelberg New York Tokyo (Sertürner Workshop, Bd 4), S 42–51
72. Schüttler J, Stoeckel H, Mück R, Schwilden H, Lauven PM (1986) Anwendung von Alfentanil bei Kurzeingriffen. Dosierungsvorschläge und klinische Aspekte. In: Doenicke A (Hrsg) Alfentanil – ein neues kurzwirkendes Opioid. Springer, Berlin Heidelberg New York Tokyo (Sertürner Workshop, Bd 4), S 202–209
73. Schüttler J, Stanski DR, White PF, Trevor AJ, Horai Y, Verotta DE, Sheiner LB (1987) Pharmacodynamic modelling of the EEG effects of ketamine and its enantiomers in man. J Pharmacokinet Biopharm 15:241–253
74. Schwarz G (1978) Estimating the dimension of a model. Ann Stat 6:461–467
75. Schwilden H (1982) A general method for calculating the dosage scheme in linear pharmacokinetics. Eur J Clin Pharmacol 20:379–384
76. Schwilden H (1986) Die interaktive Dosierung intravenöser Anästhetika. Pharmakokinetisch-pharmakodynamische Modelle zur rechnergestützten Pharmakaapplikation. Thieme, Stuttgart New York
77. Schilden H, Stoeckel H (1980) Untersuchungen über verschiedene EEG-Parameter als Indikatoren des Narkosezustands. Der Median als quantitatives Maß der Narkosetiefe. Anästh Intensivther Notfallmed 15:279–286
78. Schwilden H, Schüttler J, Stoeckel H (1983) Pharmacokinetics as applied to total intravenous anaesthesia: Theoretical considerations. Anaesthesia [Suppl 1] 38:51–52
79. Schwilden H, Schüttler J, Stoeckel H, Lauven PM (1985) Strategies of infusion for intravenous anaesthesia. In: Tiengo M, Cousins MJ (eds) Pharmacological basis of anesthesiology: Clinical pharmacology of new analgesics and anesthetics. Raven, New York, 117–125
80. Schwilden H, Schüttler J, Stoeckel H (1985) Quantitation of the EEG and pharmacodynamic modelling of hypnotic drugs: etomidate as an example. Eur J Anaesthesiol 2:121–131
81. Schwilden H, Stoeckel H, Schüttler J (1985) Advances in the rate control of intravenous agents. In: Prescott LF, Nimmo WS (eds) Rate control in drug therapy. Churchill Livingstone, New York Edinburgh London Melbourne, pp 83–89
82. Schwilden H, Stoeckel H, Schüttler J, Lauven PM (1985) Interactive drug rate control in open loop systems. In: Stoeckel H (ed) Quantitating, modelling and control in anaesthesia. Thieme, Stuttgart New York, pp 260–267
83. Scott JC, Ponganis KV, Stanski DR (1985) EEG quantitation of narcotic effect: The comparative pharmacodynamics of fentanyl and alfentanil. Anesthesiology 62:234–241
84. Sheiner LB (1983) ELSFIT A program for the extended least squares fit to individual pharmacokinetic data. Technical Report of the Devision of Clinical Pharmacology, Univ of California, San Francisco, CA 94143
85. Sheiner LB, Rosenberg B, Morath VV (1975) Estimation of population characteristics of pharmacokinetic parameters from routine clinical data. J Pharmacokin Biopharm 5:445–479
86. Sheiner LB, Stanski DR, Vozeh S., Miller RD, Ham J (1979) Simultaneous modelling of pharmacokinetics and pharmacodynamics: application to d-tubocurarin. Clin Pharmacol Ther 25:318–371
87. Sokal RR, Rohlf FJ (1981) Biometry. Freeman, San Francisco
88. Stanski DR, Watkins WD (1982) Drug disposition in anesthesia. Grune & Stratton, New York London Paris
89. Stanski DR, Ham J, Miller RD (1979) Pharmacokinetics and pharmacodynamics of d-tubocurarine during nitrous oxide-narcotic and halothane anesthesia in man. Anesthesiology 51:235–241
90. Stoeckel H, Schüttler J, Magnussen H, Henstmann JH (1982) Plasma fentanyl concentrations and the occurence of respiratory depression in volunteers. Br J Anaesth 54:1087–1095
91. Steimer J-L, Mallet A, Golmard J-L, Boisvieux J-F (1984) Alternative approaches to estimation of population pharmacokinetic parameters: Comparison with the nonlinear mixedeffect model. Drug Metab Rev 15:265–292

92. Stanski DR, Hudson RJ, Homer TD, Scott JC (1985) Application of quantitative EEG power spectral analysis to anesthesia. In: Stoeckel H (ed) Quantitating, modelling and control in anaesthesia. Thieme, Stuttgart New York, pp 170–177
93. Stoeckel H, Lange H, Burr W, Hengstmann JH, Schüttler J (1979) EEG – Spektralanalyse zur Dokumentation der Narkosetiefe. Prakt Anästh 14:227–232
94. Stoeckel H, Schwilden H, Lauven PM, Schüttler J (1981) EEG parameters for evaluation of depth anaesthesia. In: Vickers MD, Crul J (eds) European Academy of Anaesthesiology Proceedings 1980. Main topic: Mass spectrometry in anaesthesiology. Springer, Berlin Heidelberg New York, pp 73–84
95. Stoeckel H, Schwilden H, Lauven PM, Schüttler J (1982) Prinzipien der klinischen Pharmakokinetik in der Anästhesiologie. Anästh Intensivther Notfallmed 17:3–10
96. Stoeckel H, Schüttler J, Schwilden H (1985) Grundlagen der Infusionsnarkose mit Alfentanil. In: Zindler M, Hartung E (Hrsg) Alfentanil – ein neues, ultrakurzwirkendes Opioid. Bericht über das Alfentanil-Symposium am 9. und 10. Dezember 1983 in Düsseldorf. Urban & Schwarzenberg, München Wien Baltimore, pp 141–150
97. Tognoni G, Bellantuono C, Bonati M et al (1980) Clinical relevance of pharmacokinetics. Clin Pharmacokinet 5:105–136
98. Tucker GT (1985) Pharmacokinetic models – different approaches. In: Stoeckel H (ed) Quantitating, modelling and control in anaesthesia. Thieme, Stuttgart New York, pp 54–63
99. Ulsamer B, Doenicke A, Laschat M (1986) Propofol im Vergleich zur Narkoseeinleitung. Anaesthesist 35:543
100. Vozeh S (1985) Population pharmocokinetic parameters: estimation and application in dosage individualisation. In: Stoeckel H (ed) Quantitating, modelling and control in anaesthesia. Thieme, Stuttgart New York, pp 231–237
101. Wagner JG (1971) Biopharmaceutics an relevant pharmacokinetics. Drug Intelligence Publications, Hamilton
102. Wagner JG (1974) A safe method for rapidly achieving plasma concentration plateaus. Clin Pharmacol Ther 16:691–700
103. Wagner JG (1975) Fundamentals of clinical pharmacokinetics. Drug Intelligence Publications, Hamilton/Il
104. Wagner JG (1975) Do you need a pharmacokinetic model, and, if so, which one? J Pharmacokin et Biopharm 3:457–478
105. Waser PG (1981) 1. Neuere Untersuchungen über die Ultrastruktur der cholinergen Synapse. In: Buzello W (Hrsg) Muskelrelaxantien. Neuere Konzepte ihrer Pharmakologie und klinischen Anwendung. Thieme, Stuttgart New York (Intensivmed Notfallmed Anästhesiol, Bd 30) S 1–15
106. White PF, Schüttler J, Shafer A, Stanski DR, Horai Y, Trevor AJ (1985) Comparative pharmacology of the ketamine isomers. Studies in volunteers. Br J Anaesth 57:203–209